ERGEBNISSE DER INNEREN MEDIZIN UND KINDERHEILKUNDE

HERAUSGEGEBEN VON

F. KRAUS, O. MINKOWSKI, FR. MÜLLER, H. SAHLI,
A. CZERNY, O. HEUBNER

REDIGIERT VON

TH. BRUGSCH, L. LANGSTEIN, ERICH MEYER, A. SCHITTENHELM
BERLIN   BERLIN   STRASSBURG   KÖNIGSBERG

Sonderabdruck aus Band XIII.

Emil Wieland:
Rachitis tarda.

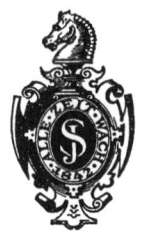

Springer-Verlag Berlin Heidelberg GmbH
1914

ISBN 978-3-662-37520-4   ISBN 978-3-662-38290-5 (eBook)
DOI 10.1007/978-3-662-38290-5

Ergebnisse der inneren Medizin und Kinderheilkunde.

Inhalt des XIII. Bandes.

IV u. 712 S. gr. 8⁰. Preis M. 24,—; in Halbleder gebunden M. 26,60.

Über die Bildung der Harn- und Gallensteine. Von Professor Dr. L. Lichtwitz. (Mit 18 Abbildungen im Text und auf 8 Tafeln.)
Fettleibigkeit und Entfettungskuren. Von Geheimrat Professor Dr. M. Matthes.
Die entzündlichen Pleuraergüsse im Alter. Von Professor Dr. Hermann Schlesinger.
Die interne Therapie des Ulcus ventriculi. Von Privatdozent Dr. Walter Zweig.
Über einige zur Zeit besonders „aktuelle" Streitfragen aus dem Gebiete der Cholelithiasis. Von Geheimem Sanitätsrat Professor Dr. Hans Kehr.
Die Beeinflussung der Darmmotilität durch Abführ- und Stopfmittel. Von Dr. S. Lang.
Zur Frage der Entstehung diphtherischer Zirkulationsstörungen. Von Dr. W. Siebert. (Mit 3 Abbildungen.)
Über Infektion und Immunität beim Neugeborenen. Von Dr. Franz v. Groër und Dr. Karl Kassowitz.
Der bösartige Symptomenkomplex beim Scharlach. Von Professor Dr. V. Hutinel. (Mit 7 Abbildungen.)
Die Prognose und Therapie der Lues congenita. Von Dr. Ernst Welde.
Katheterismus des Duodenums von Säuglingen. Von Dr. Alfred F. Hess. (Mit 8 Abbildungen.)
Die verschiedenen Melaenaformen im Säuglingsalter. Von Dr. A. Ritter v. Reuss.
Rachitis tarda. Von Prof. Dr. Emil Wieland.
Autoren-, Sach- und Generalregister.

Inhalt des XII. Bandes.

IV u. 990 S. gr. 8⁰. Preis M. 34,—; in Halbleder geb. M. 36,60.

Opsonine und Vaccination. Von Privatdozent Dr. A. Böhme. (Mit 26 Abbildungen.)
Diagnose und Prognose der angeborenen Herzfehler. Von Dr. M. Abelmann.
Das Problem der Übertragung der angeborenen Syphilis. Von Professor Dr. Hans Rietschel.
Über interlobäre Pleuritis. Von Privatdozent Dr. Hans Dietlen. (Mit 20 Abbildungen im Text und 2 Tafeln.)
Pathogenese und Klassifikation der milchartigen Ergüsse. Von Dr. S. Gandin.
Über Relaxatio diaphragmatica (Eventratio diaphragmatica). Von Dr. Johannes Bergmann.
Ergebnisse und Richtlinien der Epilepsietherapie, insbesondere d. Brombehandlung in Verbindung mit salzarmer Kost. Von Dr. A. Ulrich.
Die Beziehungen der Menstruation zu allgemeinen und organischen Erkrankungen. Von Prof. Dr. G. Schickele. (Mit 23 Abbildg.)
Über pathologischen Blutzerfall. Von Privatdozent Dr. W. Meyerstein.
Wesen und Gang der tuberkulösen Infektion bei Entstehung der menschlichen Lungenphthise. Von Privatdozent Dr. A. Bacmeister.
Der Harn des Säuglings. Von Dr. Ernst Mayerhofer.
Das Erythema nodosum. Von Oberarzt Dr. C. Hegler. (Mit 8 Abbildungen im Text und einer Tafel.)
Die Pathologie der Blutgerinnung und ihre klinische Bedeutung. Von Privatdozent Dr. Herm. Küster.
Die Lehre vom Urobilin. Von Privatdozent Dr. Friedr. Meyer-Betz.
Die Albuminurie. Von Privatdozent Dr. Ludwig Jehle. (Mit 32 Abbildungen im Text und einer Tafel.)
Über Ernährungskuren bei Unterernährungszuständen und die Lenhartzsche Ernährungskur. Von Oberarzt Dr. K. Kissling. (Mit 17 Abbildungen.)
Autoren-, Sach- und Generalregister.

Inhalt des XI. Bandes.

IV u. 847 S. gr. 8⁰. Preis M. 32,—; in Halbleder gebunden M. 34,60.

Die Entstehung des Gallensteinleidens. Von Privatdozent Dr. A. Bacmeister. (Mit 4 Abbildungen und 1 Tafel.)
Der respiratorische Gaswechsel im Säuglingsalter. Von Dr. Albert Niemann.
Das Höhenklima als therapeutischer Faktor. Von Privatdozent Dr. Carl Stäubli.
Organische und anorganische Phosphate im Stoffwechsel. Von Dr. Paul Grosser.
Ergebnisse und Probleme der Typhusforschung. Von Stabsarzt Dr. W. Fornet. (Mit 4 Abbildungen.)
Die anatomischen und röntgenologischen Grundlagen für die Diagnostik der Bronchialdrüsentuberkulose beim Kinde. Von Prof. Dr. St. Engel. (Mit 26 Abbildungen und 5 Tafeln.)
Einige neuere Anschauungen über Blutregeneration. Von Prof. Dr. P. Morawitz.
Der Mechanismus der Herzaktion im Kindesalter, seine Physiologie und Pathologie. Von Dr. Adolf F. Hecht. (Mit 2 Abbildungen und 110 Kurven auf Tafeln.)
Symptomatologie und Therapie des Coma diabeticum. Von Privatdozent Dr. L. Blum.
Einrichtungen zur Verhütung der Übertragungen von Infektionskrankheiten in Kinderspitälern und ihre Beurteilung nach den bisher vorliegenden experimentellen Untersuchungen. Von Stabsarzt Dr. Otto Hornemann und Dr. Anna Müller.
Die Pathogenese der Lichtentzündung der Haut. Von Prof. Dr. A. Jesionek.
Die Nebenschilddrüsen. Von Prof. Dr. W. G. Mac Callum.
Das Empyem im Säuglingsalter. Von Dr. Fritz Zybell. (Mit 1 Abbildung.)
Symptomatologie und Pathogenese der Schwindelzustände. Von Professor Dr. M. Rosenfeld.
Über Wachstum, C. Dritter Teil: Das Längenwachstum des Menschen und die Gliederung des menschlichen Körpers. Von Privatdozent Dr. Hans Friedenthal. (Mit 21 Abb.)
Dauerträger und Dauerträgerbehandlung bei Diphtherie. Von Prof. Dr. W. Weichardt und Martin Pape.
Autoren-, Sach- und Genregister.

Inhalt der früheren Bände siehe 3. und 4. Umschlagseite.

XIII. Rachitis tarda.

Von

Emil Wieland-Basel.

Literatur.

Anschütz, Über einige seltene Formen der Knochenatrophie und der Osteomalacie. Grenzgeb. d. Med. u. Chir. 9. 1902.
Arcangeli, Osteomalacie, Rachitisme et maladie osseuse de Paget. Arch. gén. de méd. Paris 1910.
Aschenheim, E., Diskussionsbemerkung zum Vortrag Tobler: Über Spätrachitis. Verhandl. d. Deutsch. Gesellsch. f. Kinderheilk. Karlsruhe 1911.
— Beiträge zur Rachitis und Spasmophiliefrage. Jahrb. f. Kinderheilk. 79. 1914.
Aschenthaler, Genu valgum infolge von Rachitis tarda. Straßburg 1888.
v. Axhausen, Zur Frage der Osteomalacie im Kindesalter. Gedenkschrift für v. Leuthold. 2. 1906.
— Osteogenesis imperfecta oder frühe Osteomalacie als Grundlage der idiopathischen Osteopsathyrosis? Deutsche Zeitschr. f. Chir. 92. 1908.
Bade, Deformitäten der untern Extremitäten. Lehrb. d. Orthopäd. v. F. Lange. Jena 1914.
Bézy, P., Ostéite de croissance et rachitisme tardif. Bull. de la Soc. de méd. de Toulouse. 1900.
Biedert, Verhandl. d. Deutsch. Gesellsch. f. Kinderheilk. 1884.
Billroth, Die allgemeine chirurgische Pathologie und Therapie in 50 Vorlesungen. 6. u. 8. Aufl. S. 523 u. 559 (zit. nach v. Mikulicz).
Böhm, Über die Ursachen und das Wesen der idiopathischen Deformitäten des jugendlichen Alters. Zeitschr. f. orthopäd. Chir. 20. 1908.
— Über die Ursache der jugendlichen Rückgratsverkrümmungen. Berliner Klinik. Heft 260. 1910.
— Über die Rachitis als ursächliches Moment für Rückgratsverkrümmungen. Verhandl. d. Deutsch. Gesellsch. f. orthopäd. Chir. 1910. S. 49.
Boinet et Stephan, Rachitis tardif et chondromes multiples. Arch. gén. de méd. Nr. 8. 1903.
v. Bokay, J., Un cas rare de rachitisme tardif. Arch. de méd. des enfants. Juni 1910.
Bordet, Nanisme rachitique tardif. Lyon 1902.
Cautley, Ed., Recrudescent of late Rickets. Brit. Med. Journ. 1896. S. 13.
Clutton, An Adress on adolescent or late rickets. Lancet. 1906. Nr. 4341.
— and Little, Rachitis adolescentium. Clin. soc. of London. 12. Dez. 1906.
Colley, Juvenile Osteomalacie. Brit. Med. Journ. 1884.
Curschmann, Über Rachitis tarda. Mitteil. a. d. Grenzgeb. 1905.
Delcourt, Le rachitisme tardif. Bruxelles 1899.
Delore, Du genou en dedans, de son mécanisme et de son traitement par le décollement des épiphyses. Gaz. des hôpit. 1874.
Deydier, H., Rachitisme tardif. Etude anatomo-pathologique et clinique. Thèse de Lyon. 1895.

Doering, Beitrag zur Lehre von der idiopathischen Osteopsathyrosis. Deutsche Zeitschr. f. Chir. **77**. 1905.
Dolega, Zur Pathologie und Therapie der kindlichen Skoliose und über die Unterscheidung einer habituellen und konstitutionellen Form derselben. Leipzig 1897.
Drewitt, Case of late rickets. Transact. of the Pathol. Soc. of London. **32**. 1881.
Drey, Rachitis tarda. Monatsschr. f. Kinderheilk. **5**. 1906. S. 103. (Gesellsch. f. inn. Med. u. Kinderheilk. in Wien.)
Duplay, Un cas de rachitisme tardif des poignets. Gaz. des hôpit. **84**. 1891.
Ebstein, Über ein ungewöhnliches Syndrom der Tetanie beim Erwachsenen (Rachitis tarda). Med. Klin. 1911. Nr. 39.
Elmslie, The continuation of active rachitic processes in the bones into the adolescent period. St. Bartholomews Hosp. Rep. 1906.
Estivile Miro, Raquitismo tardio. La med. de los niños. 1909.
Frangenheim, Weitere Untersuchungen über die Pathologie der Coxa vara adolescentium. Beitr. z. klin. Chir. **72**.
— Die Krankheiten des Knochensystems im Kindesalter (mit sehr reichhaltigem Literaturverzeichnis). Neue Deutsche Chir. **10**. 1913.
Froelich, Considérations sur la scoliose des adolescents. Rev. d'orthopéd. Nr. 6. 1910.
v. Genser, Traumatische Schädelfissur. Rachitis tarda. Beitr. z. Kinderheilk. a. d. I. öffentl. Kinderkrankeninstitut in Wien. Herausgegeben v. Kassowitz. N. F. **4**. Wien 1893.
Griffith, Idiopathic osteopsathyrosis (fragilitas ossium) in infancy and childhood. Amer. Journ. of the med. sciences. 1897. (Mit Literaturverzeichnis.)
Haedke, Zur Ätiologie der Coxa vara. Deutsche Zeitschr. f. Chir. **66**. 1903.
Hagenbach, E., Osteogenesis imperfecta tarda. Frankfurter Zeitschr. f. Path. **6**. Habilitationsschrift. Wiesbaden 1911.
Hausmann, Über Genu varum adolescentium im Anschluß an einen, infolge von Rachitis tarda entstandenen Fall. Diss. Straßburg 1893.
Hermann and Johnson, A case of late rickets. Lancet 1909.
His, Zur Phosphortherapie bei Osteomalacie. Deutsch. Arch. f. klin. Med. 1902.
Hoffmann, J., Vortrag im Naturhistor. Verein zu Heidelberg. 1900. Zit. nach H. Curschmann.
Horwitz, Adolescent rachitis. Etiology and Pathology. Amer. Journ. of orthop. Surg. 1909.
Hutinel, Sur une dystrophie spéciale des adolescents. Rachitisme tardif avec impotence musculaire, nanisme, obésité et retard des fonctions génitales. Gaz. des hôpit. 1912.
— et Harvier, Dystrophie ostéo-musculaire avec nanisme. Arch. de méd. des enf. **15**. Paris 1912.
Ibrahim, Diskussionsbemerkung zum Vortrag Tobler: Über Spätrachitis. Verhandl. d. Deutsch. Gesellsch. f. Kinderheilk. Karlsruhe 1911.
James, Alex., Un cas de rachitisme ayant débuté à l'âge de dix-sept ans. Scottish med. and surg. Journ. 1897.
Joachimsthal, Eine ungewöhnliche Form der Knochenerweichung. Berliner klin. Wochenschr. 1907. Nr. 44.
Kassowitz, Die normale Ossifikation und die Erkrankungen des Knochensystems bei Rachitis und hereditärer Syphilis. Wiener med. Jahrb. **80, 81 u. 84**. 1879.
— Rachitis und Osteomalacie. Jahrb. f. Kinderheilk. **19**. N. F. 1883.
— Rachitis tarda. Allg. Wiener med. Zeitg. **30**. 1885.
— Praktische Kinderheilkunde in 36 Vorlesungen. Berlin 1910.
Keetly, A case of rachitis adolescentium. Illustr. med. News. 1888. I. 7.
Kirmisson, Scoliose essentielle des adolescents. Rev. d'orthopéd. 1890. Nr. 5 und 6.
Kirsch, Über die rachitische Skoliose. Verhandl. d. Deutsch. Gesellsch. f. orthopäd. Chir. 1910. S. 94.
— Der Beginn der Skoliose. Jahrb. f. Kinderheilk. **74**. Heft 3.

Kocher, Th., Über Coxa vara, eine Belastungsdeformität der Wachstumsperiode. Deutsche Zeitschr. f. Chir. **38**. 1894.
Koenig, Ostéomalacie infantile. Thèse de Lyon 1905.
Köster, Sitzungsber. d. Niederrhein. Gesellsch. f. Natur- u. Heilkunde. 1891.
Lange, Ursachen und Wesen der Deformitäten. Lehrb. d. Orthopäd. Jena 1914.
— Idiopathische Osteopsathyrosis. Münchner med. Wochenschr. Nr. 25. 1900.
Lauper, Studie über Osteomalacie. Fortschritte a. d. Geb. d. Röntgenstr. **5**. 1902.
Lobstein, Osteopsathyrose. Lehrb. d. path. Anat. 1834.
Looser, E., Zur Kenntnis der Osteogenesis imperfecta congenita u. tarda. Grenzgeb. d. Med. u. Chir. 1905.
— Über Spätrachitis und die Beziehungen zwischen Rachitis und Osteomalacie. Ebenda. **18**. 1907 (mit erschöpfendem Literaturverzeichnis bis 1907).
— Verhandl. d. Deutschen path. Gesellsch. Leipzig 1909 (Diskussion).
Marfan, A. B., Le rachitisme tardif. Rachitisme des grands enfants et des adolescents. Journ. de méd. int. Paris 1910.
— Rachitisme in „maladies des os". Nouveau traité de méd. et de Thérap. par Brouardel et Gilbert. Paris 1912.
Matsuoka, Ein Beitrag zur Lehre von der idiopathischen Osteopsathyrosis. Deutsche Zeitschr. f. Chir. **98**.
Mesley, Ostéomalacie infantile. Rev. mens. des malad. de l'enf. **15**. 1897.
Miesowicz, Über späte Rachitis. Wiener klin. Wochenschr. 1908. Nr. 27.
v. Mikulicz, Die seitlichen Verkrümmungen am Knie und deren Heilungsmethoden. v. Langenbecks Arch. f. klin. Chir. **23**. 1879.
Miura, Beitrag zur Kenntnis der Osteopsathyrosis idiopathica. Jahrb. f. Kinderheilk. **73**. 1911.
Morris, Bull. et Compt. rend. soc. path. de Londres. 1881.
Müller, Leo, Rachitis tarda mit Enchondrom des Beckens. Münchner med. Wochenschr. 1906. Nr. 37.
Nicoladoni, Anatomie und Mechanismus der Skoliose. 1909.
Ogata, Masakiyo, Über das Wesen der Rachitis und Osteomalacie. Beitr. z. Geburtshilfe u. Gynäk. **17**. 1.
Ollier, 1861, zit. nach Deydier (Rachitisme tardif. Thèse de Lyon 1895).
Palagi, Ricerche sul ricambia mat. nella rachitide tardiva. Soc. de med. et biol. 1908.
Péron et Mesley, Un cas d'ostéomalacie chez une fillette de 15 ans. Rev. mens. des malad. de l'enf. **13**. 1895.
Pommer, Untersuchungen über Osteomalacie und Rachitis. Leipzig 1885.
— Verhandl. d. Deutschen path. Gesellsch. 1909 (Diskussion).
Poncet, Tuberculose inflammatoire et rachitisme tardif. Acad. de méd. 8. Okt. 1907.
— et Leriche, Tuberculose inflammatoire et scoliose. Gaz. des hôpit. 1910. S. 1551.
Rath, Ein Fall von Spätrachitis. Zeitschr. f. orthopäd. Chir. **18**. 1907.
v. Recklinghausen, Untersuchungen über Rachitis und Osteomalacie. Jena 1910.
Rehn, Über Osteomalacie im Kindesalter. Jahrb. f. Kinderheilk. **19**. 1883.
Riedinger, Wesen, Ursachen und Entstehung der Deformitäten. Handb. d. orthop. Chir. von Joachimsthal. **1**. Abt. 1. Jena 1905 bis 1907.
Roos, Über späte Rachitis (Rachitis tarda). Zeitschr. f. klin. Med. **48**. 1903.
— Schwere Knochenerkrankung im Kindesalter. Osteomalacie? Rachitis? Zeitschr. f. klin. Med. **50**. 1903.
Rupprecht, Über Natur und Behandlung der Skoliose und über die Unterscheidung einer habituellen und konstitutionellen Form derselben. Leipzig 1897.
Schabad, Zwei Fälle von sog. Spätrachitis. Grenzgeb. d. Med. u. Chir. **23**.
Schmidt, M. B., Referat über Rachitis und Osteomalacie. Verhandl. d. Deutschen path. Gesellsch. Leipzig 1909.
Schmorl, G., Die pathologische Anatomie der rachitischen Knochenerkrankung usw. Ergebn. d. inn. Med. u. Kinderheilk. **4**. 1909.
— Über Rachitis tarda. Deutsch. Arch. f. klin. Med. **85**. 1905.
Schüller, Rachitis tarda und Tetanie. Wiener med. Wochenschr. 1909. Nr. 38.

Schultheß, W., Die Pathologie und Therapie der Rückgratsverkrümmungen. Handb. d. orthopäd. Chir. v. Joachimsthal. **1**. Abt. 2. Jena 1905 bis 1907.
Siegert, Über typische Osteomalacie im Kindesalter. Münchner med. Wochenschr. 1898. Nr. 44.
Spitzy, Rachitis und Frühskoliose. Zeitschr. f. orthopäd. Chir. **14**. 1905.
— Lehrb. d. Orthopäd. v. Lange. 1914.
Stansky, Recherches sur les maladies des os désignées sous le nom d'ostéomalacie. Paris 1851.
Stoeltzner, Korreferat über Rachitis und Osteomalacie. Verhandl. d. Deutschen path. Gesellsch. Leipzig 1909.
Thiersch, Zu Ogstons Operation des Genu valgum. Arch. f. klin. Chir. **23**. 1879.
Tixier und Röderer, Osteomalacische Veränderungen des Skeletts bei einem 9jährigen Knaben. Bull. d. l. soc. de Péd. de Paris 1912.
Tobler, L., Über Spätrachitis. Verhandl. d. 28. Vers. d. Deutsch. Gesellsch. f. Kinderheilk. Karlsruhe 1911.
Trousseau, A., Clinique médicale de l'hôtel-Dieu de Paris. Paris 1868.
— et Lasègue, Du Rachitisme et de l'ostéomalacie comparés. Union méd. Nr. 77 bis 134. 1850.
Uffenheimer, Diskussion zum Vortrag Tobler. Karlsruhe 1911.
Variot, Sur une variété spéciale de rachitisme. Lésions rachitiques similaires du squelette chez trois frères avec troubles locomoteurs graves et prolongés. Bull. et mém. Soc. méd. des hôpit. 1897.
Vierordt, Rachitis und Osteomalacie in Nothnagels Path. u. Therap. **7**. Wien 1896.
Virchow, R., Über das normale Knochenwachstum und die rachitische Störung desselben. Virchows Arch. **5**. 1853.
Weber, C. O., Enarratio consumptionis rachiticae in puella viginti duorum annorum observatae. Bonn 1862.
Wieland, Die Frage der angeborenen und der hereditären Rachitis. Ergebn. d. inn. Med. u. Kinderheilk. **6**. 1910.
— Demonstration eines Falles von idiopathischer Osteopsathyrose a. d. Vers. d. ärztl. Zentralvereins in Basel. 1. Juni 1912. Korresp.-Bl. f. Schweizer Ärzte 1912. S. 875.
Zybell, Die Entwicklung der Rachitisfrage im letzten Jahrzehnt. Med. Klin. Heft 12. 1910.

Schon vor Jahrzehnten war guten Beobachtern mit großer klinischer Erfahrung, wie z. B. Trousseau, aufgefallen, daß die charakteristischen Skelettveränderungen, wie sie der gewöhnlichen Rachitis des ein- bis dreijährigen Kindes eigen sind, gelegentlich auch bei älteren, der Pubertät nahen Individuen beobachtet werden. Trousseau zog sogar damals schon aus seinen Beobachtungen einen Schluß, der sich erst lange nachher als der richtige herausgestellt hat; daß nämlich die Knochenerweichung des wachsenden Skeletts (die Rachitis) mit der Knochenerweichung des nahezu oder ganz ausgewachsenen Skeletts (der Osteomalacie) ihrem Wesen nach identisch sei, und daß alle Differenzen zwischen diesen beiden Skelettaffektionen auf die ungleichen physiologischen Verhältnisse im unfertigen und im fertigen Knochen, d. h. in letzter Linie auf bloße Altersunterschiede zurückgeführt werden müssen.

Mit dieser unitarischen Auffassung eilte Trousseau seiner Zeit voraus. Denn diese stand im Banne der Lehre Virchows von der prinzipiellen Verschiedenheit jeder Nachgiebigkeit am wachsenden und jeder Nachgiebigkeit am ausgewachsenen, fertigen Knochen. Der ausgewachsene harte Knochen werde nachgiebig oder „malacisch", weil er zerfalle: „In der Osteomalacie wird wirklich resorbiert, Festes wird weich. In der Rachitis wird im wesentlichen nichts resorbirt, das Weiche wird nicht fest." (Virchow, l. c. 1853.)

Dieser streng formulierte dualistische Standpunkt Virchows in der Rachitis-Osteomalaciefrage beeinflußte jahrzehntelang die anatomische Forschung auf diesem Gebiet und hatte zur Folge, daß alle bei Adolescenten und Erwachsenen beobachteten Erweichungsvorgänge des Skeletts unbesehen der Osteomalacie zugezählt wurden, während die Bezeichnung Rachitis für die charakteristischen Veränderungen des Skeletts kleiner Kinder reserviert blieb. Die dualistische Auffassung brachte ferner mit sich, daß die Interpretation gewisser seltener, der späteren Kindheit angehöriger Skelettverbiegungen mit zum Teil überraschend rachitisähnlichem Habitus ebenso große Schwierigkeiten bereitete, wie andrerseits die Einreihung höchstgradiger malacischer Zustände ohne die sonstigen Rachitisattribute bei jungen Kindern. Man half sich in der Regel dadurch aus der Verlegenheit, daß man je nach dem Alter des betreffenden Patienten, oder auch bloß nach dem Grade der vorliegenden Knochenmalacie die Affektion bald mehr zur Rachitis, bald mehr zur Osteomalacie rechnete. Oder man nahm auch wohl eine Kombination beider Zustände bei einem und demselben Individuum an. Einer derartigen Überlegung verdankt z. B. die sog. osteomalacische Form der Rachitis (v. Recklinghausen, Rehn, Siegert) ihre Entstehung.

Die notorische Seltenheit derartiger Zustände trug noch das ihrige bei zu dieser Unsicherheit. — Speziell scheinen relativ wenige Autoren Gelegenheit gehabt zu haben zu genauen klinischen Studien der eigenartigen, über das ganze Skelett ausgebreiteten rachitisartigen Krankheitsbilder der Pubertätszeit und der späteren Lebensjahre.

Und an anatomischen Unternehmungen derartiger Fälle gebrach es ganz.

Was aber gewisse leichte, umschriebene Verbiegungen des Skeletts jugendlicher, speziell schulpflichtiger Individuen betrifft, welche von jeher mehr den Chirurgen und Orthopäden, als den Pädiater und den Anatomen beschäftigten, so dachte man bei diesen „Belastungsdeformitäten der Wachstumsperiode" nicht sowohl an eine Malacie oder Nachgiebigkeit des Knochen, als vielmehr an eine übermäßige und fehlerhafte Inanspruchnahme des Skeletts durch statische und dynamische Momente. Es war v. Mikulicz vorbehalten, den Zusammenhang eines Teils dieser Belastungsdeformitäten mit echter Malacie, und zwar mit einer rachitischen Nachgiebigkeit des Skeletts anatomisch klarzulegen. Sein Verdienst ist um so höher anzuschlagen, als dieser Nachweis noch zu einer Zeit erfolgte, wo die dualistische Lehre Virchows in voller Geltung stand, und jedermann bei einer Nachgiebigkeit an einer nahezu oder ganz ausgewachsenen Skelettpartie a priori Osteomalacie und nicht Rachitis diagnostiziert hätte.

Immerhin gingen der entscheidenden Arbeit von Mikulicz einige wichtige klinische Beobachtungen einiger anderer Autoren voraus, die mit dem bisherigen, eng gefaßten Begriff der Rachitis als einer Krankheit der ersten Kindheit aufräumten und die Grenzen dieser Affektion wesentlich weiter steckten.

Zuerst war es Ollier (1861), der in einer mündlichen Mitteilung in der Lyoner medizinischen Gesellschaft frisch entstandene Verkrümmungen der Knochen jugendlicher Personen, welche man bisher der Osteomalacie zugezählt hatte, mit Rachitis in Verbindung brachte. Zur Charakterisierung des späten Einsetzens der betreffenden Knochenveränderungen schlug er dafür den Namen Rachitisme tardif (Rachitis tarda) vor. Der Name hat sich seither allgemein eingebürgert. Synonym damit wird neuerdings in der deutschen und in der ausländischen Literatur vielfach die Bezeichnung Rachitis adolescentium gebraucht. Dabei machte Ollier bereits auf zweierlei verschiedene Entwicklungsarten dieser Rachitis tarda aufmerksam. In der Mehrzahl der betreffenden Fälle war den spät rachitischen Manifestationen am Skelett eine sichere, inzwischen längst abgeheilte Rachitis der ersten Kinderjahre vorausgegangen, so daß die Spätrachitis als ein einfaches Spätrezidiv einer ursprünglichen Rachitis der ersten Kindheit aufgefaßt werden mußte. Die Minderzahl der Beobachtungen Olliers bildeten Fälle, wo die Rachitis zum erstenmal im Pubertätsalter debütierte bei einem bis dahin von Rachitis völlig verschont gebliebenen Individuum.

Deydier, ein Schüler Olliers, hat dann im Jahre 1895 in einer fleißigen These das seither über die Rachitis tarda Bekanntgewordene zusammengestellt. — Deydier führt außerdem in dieser Arbeit eine Scheidung des Krankheitsbildes der Rachitis tarda durch in eine seltene allgemeine, das ganze Skelett in Mitleidenschaft ziehende Form und in eine häufigere lokalisierte, bloß einzelne Knochenteile befallende Form. Diese Einteilung Deydiers der Rachitis tarda hat in der Folgezeit ziemlich allgemein Anklang gefunden, weil sie tatsächlich einem gewissen praktischen Bedürfnisse entgegenkommt. Auch wir wollen diese Einteilung in eine allgemeine und in eine lokalisierte Form der Rachitis tarda unserer Besprechung zu Grunde legen, wobei wir uns freilich bewußt bleiben, dadurch keineswegs zwei verschiedene Krankheitszustände, sondern nur einen verschiedenen Krankheitsgrad der nämlichen Affektion zu bezeichnen.

Zunächst stand Ollier in Frankreich mit seiner Ansicht über das Vorkommen echter Rachitis jenseits des Kindesalters ziemlich isoliert da. Einzig Delore schloß sich — (1874) — seiner Betrachtungsweise insoweit an, als er gewisse Fälle von Genu valgum und varum auf eine spätrachitische Nachgiebigkeit der Knochen zurückführte. In ähnlicher Weise drückte sich ungefähr zur nämlichen Zeit Billroth aus: Nicht selten befalle ein leichter Grad von Rachitis zur Zeit der Pubertät das ganze Skelett; und die dadurch bedingte, abnorme Weichheit der Knochen liege den bekannten, sogenannten Wachstumsverkrümmungen dieser Epoche zugrunde, nämlich dem Genu valgum und varum, der Plattfußbildung, den scoliotischen Verbiegungen der Wirbelsäule usf.

Im Jahre 1879 trat v. Mikulicz mit seiner bereits erwähnten, wichtigen Arbeit für die echt rachitische Natur gewisser Wachstumsverkrümmungen oder Belastungsdeformitäten des Pubertätsalters ein. Und zwar nicht nur auf Grund zahlreicher, klinischer Beobachtungen, sondern auf Grund genauer Messungen und makroskopisch anatomischer, sowie mikroskopischer Untersuchungen excidierter Knochen- und Gelenkpartien derartiger Individuen.

Zunächst hatte sich v. Mikulicz mit der damals schon gültigen und bis in die jüngste Zeit hinein ausschlaggebenden Lehre Hueters auseinanderzusetzen. Diese Lehre machte einen scharfen Unterschied zwischen Belastungsdeformitäten am weichen, wachsenden und zwischen solchen am harten, ausgewachsenen Skelett. Demzufolge stellte Hueter das Genu valgum (u. varum) bei jungen Kindern als Genu valgum rachiticum dem sogenannten Genu valgum (u. varum) staticum der Halbwüchsigen gegenüber. Ersteres sollte nach Hueter ausnahmslos auf Rachitis, d. h. auf pathologischer Nachgiebigkeit des Skeletts beruhen, letzteres dagegen immer auf mechanischen Ursachen (Belastungsfehlern der normalen Knochen). An Stelle dieser wechselnden Ätiologie je nach dem Lebensalter, hielt v. Mikulicz an einer einheitlichen Ätiologie und zwar an der rachitischen bei Individuen jeden Lebensalters fest: „da sich beim Genu valgum u. varum Halbwüchsiger ebenso rachitische Veränderungen der Knochen vorfinden, wie bei Kindern" (Mikulicz, l. c. S. 583). Auf diese primären Knochenveränderungen, keineswegs auf die abnorme Belastung (Hueter) legt v. Mikulicz überall das Hauptgewicht. Deswegen aber verkennt dieser Forscher die gelegentliche Bedeutung einer abnormen Belastung durchaus nicht für das Zustandekommen von Knochenverkrümmungen. Bloß werde eine solche vielfach ganz kritiklos angenommen. In vielen Fällen spiele zum ersten eine abnorme Belastung gar nicht mit; sondern es handele sich einfach um schlecht genährte und schlecht logierte, anämische, mit einem Worte um minderwertige Individuen (z. B. Fabrikarbeiter mit sitzender Lebensweise), deren deformes Skelett sich ohne weiteres aus der verminderten Widerstandsfähigkeit ihrer Knochen erkläre, ohne Zuhilfenahme eines außergewöhnlichen mechanischen Faktors. Zum zweiten sei eine abnorme Belastung, selbst da wo sie aktiv mitspiele, niemals an sich, sondern nur in Verbindung mit einem bereits minderwertigen Skelett imstande, die ihr zur Last gelegten Stellungs- und Haltungsanomalien zu bewirken. Das zeige sich besonders deutlich bei den häufigen Belastungsdeformitäten Halbwüchsiger mit kräftigem Knochenbau, welche gleichzeitig eine stehende, oder mit anhaltender einseitiger Belastung verbundene Berufsart ausüben, bei den Bäckern, Tischlern, Schlossern, Fabrikarbeitern, Kellnern usw. Nicht bei allen Angehörigen dieser besonders gefährdeten Berufsarten, sondern nur bei einem bestimmten

Prozentsatze mache sich der nachteilige Einfluß der angeführten abnormen Belastungsmomente auf das Skelett geltend, nämlich bei denen, „deren Knochen durch rachitische Affektion einen Teil ihrer Widerstandskraft eingebüßt haben (v. Mikulicz, l. c. S. 696).

Deutlicher als es Mikulicz hier vor mehr als 30 Jahren schon getan hat, kann man die überragende Bedeutung einer minderwertigen, d. h. nachgiebigen Knochensubstanz für das Zustandekommen pathologischer Verkrümmungen des Skeletts eigentlich nicht kennzeichnen.

Wenn es trotzdem Jahrzehnte gedauert hat, bis diese richtigen Vorstellungen v. Mikuliczs allmählich durchgedrungen und auch von anderer Seite bestätigt worden sind, so liegt die Schuld, wie oben bereits angedeutet, an dem Wesen derartiger Skelettverbiegungen Halbwüchsiger als relativ harmloser, mehr den Chirurgen und Orthopäden, als den pathologischen Anatomen interessierenden Affektionen mit quoad vitam durchaus günstiger Prognose, und an dem fast völligen Fehler anatomischer Untersuchungen derartiger Knochen. Diese beiden erschwerenden Momente haben bis in die jüngste Zeit hinein ihre Geltung beibehalten. Sie sind in letzter Linie als die Ursache zu bezeichnen für die noch heute herrschende Unsicherheit auf dem Gebiete der Ätiologie und sogar der anatomischen Grundlage mancher sog. Wachstums- oder Belastungsdeformitäten der Pubertätszeit und der folgenden Jahre (vergl. am Schluß S. 646 u. folg.).

Die anatomischen Untersuchungen von Mikulicz beschränkten sich auf 12 Präparate von Genu valgum bei 16- bis 30 jährigen Individuen. In 2 oder 3 Fällen war außerdem das ganze Skelett erhalten und seiner Untersuchung zugänglich. Regelmäßig fand v. Mikulicz in seinen Präparaten Verkrümmungen des unteren Femur- oder des oberen Tibiaschaftes, oft auch beider Knochen. In einem Falle mit exquisiter rachitischer Schwellung sämtlicher Epiphysenknorpel (Fall XII) zeigten die verkrümmten Knochen zudem noch „eine auffallende Verringerung der normalen Festigkeit". Wesentlich aber waren überall seine Befunde an den Epiphysenknorpeln. v. Mikulicz fand in mehreren Fällen eine meßbare Verbreiterung der Knorpelwucherungszone an den Epiphysenlinien von Femur und Tibia, die er abbildet (l. c. Abb. 2, 3, 4 und 5). In 3 Fällen (l. c. Fall X, Abb. 3, 18 jähriger Tischlerlehrling und Fall XII, Abb. 4 und 5, 16 jähriger Schüler) war die Verbreiterung besonders stark. Einmal (Abb. 4 und 5) betrug sie $2^{1}/_{2}$ cm, und in diesem Falle war auch der ganze Gelenkknorpel schon makroskopisch abnorm verbreitert. Außer am deformierten Kniegelenk waren auch an den übrigen Extremitätenknochen sowie an den Rippen dieser zwei Fälle die Epiphysenknorpel stark verbreitert und gequollen. Mikroskopisch war jeweilen eine vermehrte Zellen- und Säulenbildung im gewucherten Epiphysenknorpel nachzuweisen. Im Falle XII konstatierte v. Mikulicz außerdem zackigen Verlauf der Knorpelknochengrenze mit Aufsteigen breiter Markpapillen und mit Liegenbleiben unaufgeschlossener Knorpelzellen bis weit in die Diaphyse hinein. In dem gleichen, hochgradig rachitischen Falle XII notierte das

Sektionsprotokoll ferner rachitische Auflagerungen über den Stirn- und Scheitelbeinen und knopfige Auftreibungen der vorderen Rippenenden, die v. Mikulicz im Falle X selbst an der Leiche konstatieren konnte und welche „die größte Übereinstimmung mit rachitischen Rippen kindlicher Individuen zeigten" (l. c. S. 619).

Bei einer Anzahl Genu-valgum-Präparate, welche von älteren Individuen mit bereits verknöcherten Epiphysenlinien herstammten, konstatierte v. Mikulicz Osteophytenwucherungen am unteren Ende der Diaphyse in der Höhe der einstigen Epiphysenfuge. Er faßt dieselben wohl mit Recht als die sicheren Zeichen einer Rachitis auf; freilich keiner floriden, sondern einer vor Jahren überstandenen.

Wie aus Vorstehendem ersichtlich, legte v. Mikulicz, dem damaligen Stande der anatomischen Forschung entsprechend, überall den Nachdruck auf die **Veränderungen am Knorpel**, während die schwieriger zu deutenden und damals noch wenig gewürdigten Veränderungen am Knochen (Vorkommen und Ausbreitung des osteoiden Gewebes!) gänzlich vernachlässigt wurden. Trotzdem und obgleich die Anzahl der in jeder Hinsicht für die Rachitisdiagnose überzeugenden Fälle bloß 2 bis 3 beträgt, sind wir berechtigt, den Mikuliczschen Deduktionen zu folgen, um so mehr, da Mikulicz seine anatomischen Befunde beim Genu valgum noch durch eine Reihe instruktiver klinischer Beobachtungen ergänzt. Diese letzteren lassen uns nicht darüber im Zweifel, daß dieser Forscher tatsächlich überall **echt rachitische Erweichungsvorgänge beim Erwachsenen** vor sich gehabt hat.

So macht v. Mikulicz darauf aufmerksam, und wir finden die Belege hierfür in einzelnen seiner Krankengeschichten — daß, „wenn man Individuen mit Genu valgum und varum aus der Entstehungszeit dieser Verkrümmung daraufhin untersucht, man nur selten die charakteristischen Symptome einer Skelettrachitis vermißt" (l. c. S. 622). Als solche bezeichnet er folgerichtig Auftreibungen der Epiphysenfugen an Hand- und an Fußgelenken und an den Rippenenden. „Ein Griff mit der Hand nach der betreffenden Stelle des Thorax, in hochgradigen Fällen ein Blick genügt, um sich vom rachitischen Rosenkranz zu überzeugen." Oft auch bemerken die Patienten selbst dieses späte Auftreten „der doppelten Glieder", oder der rachitisch erweichte Knochen zeigt bei der Operation (Osteotomie) einen ganz unverhältnismäßig geringen Widerstand. Ferner macht schon v. Mikulicz aufmerksam auf die meist geringe Körpergröße und auf die anämische und im allgemeinen schwächliche Körperbeschaffenheit aller derartigen Individuen.

Wir haben die Mikuliczschen Untersuchungen, trotz ihrer nach heutigen Begriffen ungenügenden anatomischen Basis etwas ausführlicher mitgeteilt, weil sie uns tatsächlich das ganze klinische Bild der Rachitis tarda entrollen. Schon v. Mikulicz emanzipiert sich von der Beschränkung auf das ihm nächstliegende Gebiet der sogenannten lokalisierten Formen der Rachitis tarda und richtet seine Aufmerksamkeit, wie obige Zitate zeigen, auf die rachitische Erkrankung des Gesamtskeletts. Die Lokalaffektion ist ihm nur das manifeste Symptom einer latenten rachitischen Allgemeinerkrankung. Immer wieder betont er die Ähnlichkeit dieser letzteren mit der gewöhnlichen Rachitis des jungen Kindes und die unverständliche Ablehnung dieser Ähnlichkeit von seiten der damaligen führenden Pädiater (Henoch, Rehn).

In der Folgezeit wurden die von Mikulicz erhobenen anatomischen Rachitisbefunde von einer Anzahl Autoren bei verschiedenartigen Knochenverkrümmungen der späteren Wachstumsperiode bestätigt (Thiersch, Morris, Kocher-Langhans, Haedke, Köster). Es blieb aber beim Nachweis lokaler Veränderungen an einzelnen verbogenen Knochen, welche wohl die Bezeichnung Rachitis rechtfertigten, welche aber nicht ohne weiteres den Schluß gestatteten auf das Bestehen gleichartiger Veränderungen im ganzen übrigen Skelett.

Diesen Nachweis erbrachten erst die neueren Untersuchungen Schmorls (1905). Dadurch, ferner durch die einwandfreie moderne, erstmals bei derartigen Untersuchungen zur Anwendung gelangte Untersuchungstechnik und durch eine Reihe weiterer Ergebnisse und Fragestellungen, welche von der Arbeit Schmorls ihren Ausgangspunkt nahmen, erklärt sich die große Bedeutung der Schmorlschen Untersuchungen für die Entwicklung der Frage von der Rachitis tarda. Schmorl durchforschte das Skelett von 4 Individuen im Alter von 21, 19, 18 und von 9 Jahren. Sämtliche waren an beliebigen schweren Krankheiten (3 an Tuberkulose, 1 an Perforationsperitonitis) gestorben und ließen außer unbedeutender Verbiegung einzelner Knochen (Kyphoscoliose, Genu-valgum-Stellung in 3 Fällen) keinerlei klinische oder makroskopisch-anatomische Zeichen von Rachitis erkennen.

In allen 4 Fällen wies Schmorl durch die mikroskopische Untersuchung Veränderungen am Knochensystem nach, „die dadurch charakterisiert waren, daß einerseits an allen untersuchten Knochen kalkloses osteoides Gewebe in Gestalt von mehr oder minder breiten, auf verkalkter Knochensubstanz aufgelagerten Säumen und in Gestalt von verschieden dicken Bälkchen vorhanden war, und daß andererseits an den Epiphysenlinien Störungen der endochondralen Ossifikation insofern bestanden, als die präparatorische Verkalkungszone an der Knorpelknochengrenze fehlte oder defekt, beziehentlich an abnormer Stelle gelegen war, als ferner die Knorpelwucherungszone unregelmäßig verbreitert war und eine abnorme Vaskularisation erkennen ließ" (l. c. S. 189).

Schmorl hat mit anderen Worten in seinen 4 Fällen diejenigen histologischen Befunde am Skelett erhoben, welche nach den heute gültigen Anschauungen die sichersten und einzig ganz einwandfreien Kriterien bilden für das Bestehen eines echten rachitischen Prozesses, nämlich: 1. Die Ausbildung von osteoidem Gewebe, welches über das physiologische Maß kalkloser Knochenanlagerung weit hinausgeht, und zwar in sämtlichen untersuchten Knochen also mit Ausbreitung über das ganze Skelett. 2. Charakteristische Veränderungen an den Epiphysenknorpeln (Kalkdefekte in der Regressivschicht, Verbreiterung und abnorme Vaskularisation der Knorpelwucherungszone).

Was zunächst die Knorpelstörungen betrifft, so waren dieselben, namentlich in den 3 ersten, nahezu ausgewachsene Individuen betreffenden Fällen, nur sehr wenig ausgesprochen, während die rachitischen Veränderungen an den Knochenbälkchen (Osteoidbildung) in allen 4 Fällen sehr starke waren. Dieses immerhin etwas auffällige Mißverhältnis zwischen rachitischer Knochen- und Knorpelstörung bei seinen 4 Fällen von Rachitis tarda führt Schmorl zurück auf die ungleiche physiologische Wachstumsenergie der endochondralen Ossifikationsbezirke zu verschiedener Lebenszeit. Je jünger ein Individuum, desto lebhafter der physiologische Wucherungsprozeß an den das Längenwachstum vermittelnden Epiphysenlinien. Je mehr andererseits sich ein Individuum dem Abschlusse seines Längenwachstums nähert, desto geringer ist dieser physiologische lokale Wachstumsexzeß und desto geringer folgerichtig auch die bei rachitischer Störung zu gewärtigende pathologische Wucherung der Knorpelschichten.

Nach diesen überzeugenden Deduktionen Schmorls wird es bei Spätrachitis nur dann zu stärkeren Knorpelveränderungen und Schwellungen der Epiphysen kommen können, wenn (wie z. B. im Falle 4, 9jähriger Knabe!) die Proliferationsfähigkeit der Epiphysenknorpel physiologischerweise noch eine starke ist; nicht dagegen in denjenigen Fällen, wo diese Proliferationsfähigkeit und damit das Längenwachstum seinem physiologischen Abschlusse nahe ist, wie in den 3 anderen Fällen, welche fast ausgewachsene Individuen betreffen.

Das Schwergewicht der histologischen Rachitisdiagnose verlegt Schmorl im Sinne der modernen, von Pommer inaugurierten Anschauungen aber keineswegs auf die nachgewiesenen Veränderungen am Knorpel, ähnlich, wie das seinerzeit noch v. Mikulicz getan hatte, sondern auf die Veränderungen an den knöchernen Teilen: Selbst wenn alle Störungen von seiten der endochondralen Ossifikation sehr schwach ausgesprochen sind oder sogar ganz fehlen, ist das Vorhandensein eines rachitischen Prozesses nicht völlig auszuschließen. Mit Pommer erblickt Schmorl in einer begleitenden Störung der endochondralen Ossifikation ein zwar wertvolles und erwünschtes, aber kein unbedingt erforderliches Kriterium für die histologische Diagnose Rachitis. Für diese Diagnose ist ihm einzig und allein maßgebend der Nachweis von pathologisch vermehrtem Osteoid, d. h. von abnorm breiten, osteoblastenbesetzten, kalklosen, carminophilen Säumen am Rande sämtlicher endochondral und periostal gebildeter Knochenbälkchen.

Durch seinen histologischen Rachitisnachweis hauptsächlich, wenn auch nicht ausschließlich auf Grund gesteigerter Osteoidbildung wurde Schmorl ferner ganz von selbst dazu geführt, Stellung zu nehmen zu der alten Streitfrage der morphologischen Beziehungen zwischen Rachitis und Osteomalacie.

Osteoides Gewebe von gleicher Struktur und Beschaffenheit, in gleicher Lagerung — sog. randständiges Osteoid! — und ebenfalls mit Ausbreitung über das ganze Skelett, wie bei der Rachitis (infantum et tarda), bildet bekanntlich auch den charakteristischen histologischen

Befund bei der Malacie des ausgewachsenen Knochens, bei der Osteomalacie (Pommer, Cohnheim, Kassowitz, Stoeltzner, M. B. Schmidt).

Diesen Autoren, die vom morphologischen Standpunkte aus keinen Unterschied anerkennen zwischen rachitischem und osteomalacischem Osteoid, zwischen einem Erweichungsprozeß des wachsenden jungen und zwischen einem solchen des fertigen alten Knochens, zwischen Rachitis und Osteomalacie, schloß sich auch Schmorl an.

In beiden Fällen beruht nach diesen Autoren die Weichheit des Knochens nicht sowohl auf pathologischem Kalkentzug (Halisterese) und Zerfall der festen Knochensubstanz, als vielmehr auf Anbildung eines pathologischen, unfertigen, kalkfreien Knochengewebes, dem die Fähigkeit abgeht, sich in physiologischer Weise mit Kalksalzen zu imprägnieren. Die unbedeutenden, sonst noch bestehenden Abweichungen im anatomischen Verhalten der rachitischen und osteomalacischen Knochen sind auf einfache Altersunterschiede zurückzuführen.

Dadurch stellen sich diese Forscher und mit ihnen Schmorl auf die Seite des alten Unitariers Trousseau und in direkten Gegensatz zu Virchow, der das Osteoid bei der Osteomalacie als durch Entkalkung alten Knochens, dasjenige bei der Rachitis als durch Anbildung unverkalkten Knochens entstanden erklärt hatte und durch diesen morphologischen Gegensatz die eingangs erwähnte scharfe Schranke zwischen Rachitis und Osteomalacie aufgerichtet hatte.

Freilich, diese Schranke war noch bis vor kurzem von den meisten Klinikern und Pathologen respektiert und von Ribbert, namentlich aber von v. Recklinghausen mit gewichtigen Gründen auch gegenüber den eben genannten Autoren verteidigt worden. War es doch v. Recklinghausen gelungen, in den Knochen Osteomalacischer bestimmte, auf regressive Vorgänge (Halisterese) bezügliche Veränderungen nachzuweisen, die sich nur in diesen, nicht aber in den Knochen Rachitischer vorfanden. Und als ihm später der Nachweis gleichartiger regressiver Veränderungen (Gitterfiguren) auch in den Knochen vereinzelter, besonders schwerer Rachitisfälle gelungen war, hielt sich dieser Forscher für berechtigt, im Jahre 1897 das Krankheitsbild einer osteomalacieähnlichen Rachitis, oder einer sog. infantilen Osteomalacie aufzustellen. In klinischer Hinsicht war dieses Krankheitsbild charakterisiert durch eine besonders hochgradige Erweichung des ganzen kindlichen Skeletts, wobei es zu multiplen Frakturen und Torsionen der kautschukweichen Extremitäten kam (Rehn, Siegert), ähnlich wie bei ausgesprochener puerperaler Osteomalacie. Mit diesem angeblichen Mischprozeß aus Rachitis und Osteomalacie mußte Schmorl zur Zeit seiner Veröffentlichung über Spätrachitis noch rechnen. Zum Teil wohl im Hinblick auf diese sog. juvenile Osteomalacie sah er sich zu der vorsichtigen Bemerkung veranlaßt, die pathognomonische Bedeutung des Osteoids für die Rachitisdiagnose seiner 4 Fälle brauche nicht einmal dann eine Einschränkung zu erfahren, wenn sich in Zukunft ein Teil der unverkalkten Knochenlagen (d. h. des Osteoids!) nicht als unfertige (d. h. noch unverkalkte) Neubildung herausstellen sollte, sondern im Sinne der Anschauungen v. Recklinghausens als zum Teil bedingt durch Zerfall und regressive Metamorphose alten, verkalkten Knochens, mit anderen Worten: Selbst beim Vorliegen eines Erweichungsprozesses, wie er seit Virchow vielfach als pathognomonisch nur für Osteomalacie, nicht aber für Rachitis angesehen werde, müßte an der Diagnose Rachitis festgehalten werden. Die Zukunft gab Schmorl Recht. Die sog. infantile Osteomalacie verlor von selbst die ihr von v. Recklinghausen anfänglich imputierte Bedeutung als

Mischprozeß zweier morphologisch verschiedener Erweichungsvorgänge. Denn erstens wurden diese „regressiven" Vorgänge und speziell die Gitterfiguren (d. h. also präformierte, bei Luftimbibition als schwarze Sternfiguren hervortretende Spalträume im Innern und am Rande der alten, verkalkten Knochensubstanz!), in der Folge von vielen Forschern nicht nur im alten, sondern mitten im jungen, neugebildeten und allseits in Apposition befindlichen Knochen nachgewiesen (Hanau, Bertschinger, Schmorl, v. Axhausen), wodurch sie in den Augen Vieler ihre Beweiskraft einbüßten für das Bestehen eines regressiven oder osteomalacischen Vorganges im Sinne von Virchow.

Zweitens konnte v. Recklinghausen Gitterfiguren und weitere, spezifische, von ihm als „tryptischer" Knochenzerfall bezeichnete Abbauprozesse in den Knochen sämtlicher von ihm untersuchter Malaciefälle, Osteomalacischer und Rachitischer (darunter auch leichter Fälle!) nachweisen, so daß auch für ihn die scharfe Scheidung zwischen Knochenweichheit infolge pathologischen Abbaus (Osteomalacie) und pathologischen Anbaus (Rachitis) von selbst verschwand, damit aber auch die Berechtigung, an einer juvenilen Osteomalacie, an einer besonderen osteomalacieartigen Rachitis festzuhalten.

So sah sich schließlich auch v. Recklinghausen gezwungen, jede Schranke zwischen Osteomalacie und Rachitis zu beseitigen. Tut er dies auch mit der Einschränkung, daß es sich bei keinem der beiden Erweichungszustände um bloße unvollständige Neubildungsprozesse, sondern immer daneben auch um mehr oder weniger ausgesprochenen Zerfall alten Knochens handelt, so anerkennt doch auch er schließlich, wie die übrigen Unitarier vor ihm (Trousseau, Pommer, Kassowitz, Stoeltzner, Schmorl u. a.), nur noch Altersunterschiede als trennendes Band zwischen den beiden Affektionen an.

Mit der endgültigen Beseitigung der Schranke zwischen Osteomalacie und Rachitis und mit dem Eingeständnis, daß sich alle Differenzen zwischen den beiden scheinbar so differenten Erweichungszuständen des Skeletts, auf einfache Altersunterschiede zurückführen lassen, erlangt das Krankheitsbild der Spätrachitis in theoretischer Hinsicht eine besondere Bedeutung: Die Rachitis tarda bildet das **natürliche Bindeglied** zwischen der Malacie des jugendlichen und zwischen der Malacie des ausgewachsenen Skeletts.

Denn worauf beruhen diese Altersunterschiede? Wenn wir von geringfügigen Differenzen im Bau und in der Struktur des jugendlichen und des ausgewachsenen (alten) Knochengewebes absehen (verschiedene Weite der Markräume, wechselnde Zusammensetzung des Knochenmarkes), so fällt als einzig maßgebender Faktor in Betracht: Die rege Mitbeteiligung der physiologischen Wachstumszonen (Epiphysenlinien) am malacischen Krankheitsprozeß der Jugendperiode (Rachitis) einerseits, und das Fehlen einer solchen Mitbeteiligung der Wachstumszonen beim entsprechenden malacischen Prozeß des Alters. Klinisch so gut wie anatomisch standen daher von jeher die charakteristischen Epiphysenveränderungen (Rosenkranz, doppelte Glieder, Verbreiterung und unregelmäßige Einschmelzung der Knorpelwucherungszonen) im Mittelpunkt der Rachisisdiagnose, während dieselben bei der morphologisch identischen Malacie des Erwachsenen (Osteomalacie) keine Rolle spielen.

Bleiben nun aus irgendeinem Grunde diese Epiphysenveränderungen in einem Rachitisfalle aus, oder treten dieselben zurück hinter den gleichzeitigen Erscheinungen am Knochen, wie es die physiologisch mit jedem weiteren Lebensjahre abnehmende Wachstumsenergie der Epiphysenfugen mit sich bringt, so verwischen sich diese Altersunterschiede und damit auch die morphologischen Differenzen zwischen einem rachitischen und zwischen einem osteomalacischen Prozeß vollständig. Das ist bei der Rachitis tarda der Fall. Setzt z. B. ein rachitischer Prozeß erst gegen Ende der physiologischen Wachstumsperiode ein, so finden sich, wie in den 3 ersten von den 4 Schmorlschen Fällen die Epiphysenfugen entweder bereits verknöchert, oder (Fall II) nur noch ganz unbedeutend verändert. Es ist unter diesen Umständen Geschmackssache, ob man einen derartigen Erweichungsprozeß noch als Rachitis, oder lieber schon als Osteomalacie bezeichnen will. Schmorl hat die erste Bezeichnung gewählt und seine Fälle als Rachitis tarda bezeichnet. Er unterläßt dabei nicht, das Nebensächliche einer scharfen Trennung gegenüber der Osteomalacie zu betonen (l. c. S. 206, 1905). Späterhin hat dann Schmorl noch an anderer Stelle (Ergebn. d. inn. Med. u. Kinderheilk. 4, 443, 1909) im Hinblick auf diese Fälle von Rachitis tarda ausdrücklich darauf hingewiesen, daß sich zwischen Rachitis und Osteomalacie eben unmerkliche Übergänge fänden.

Was Schmorl im Jahre 1905 vorerst noch etwas zögernd aussprach, nämlich die Identität von Spätrachitis und von juveniler Osteomalacie, oder richtiger von Osteomalacie bei jugendlichen Personen, das hat wenige Jahre später Looser bestätigt und an Hand einer sorgfältig untersuchten eigenen Beobachtung weiterhin einläßlich begründet. Wir werden auf den Fall Loosers, eine schwerste, aus der ersten Kindheit ins erwachsene Alter hinein verschleppte Rachitiserkrankung von durchaus osteomalacischem Gepräge noch einläßlich zurückkommen, da derselbe speziell für die Auffassung der sog. schweren Formen der Rachitis tarda von Bedeutung ist.

Da sich die histologischen Untersuchungen Schmorls nicht nur, wie diejenigen von Mikulicz und von dessen Nachfolgern, auf einzelne deformierte Skeletteile erstreckten, sondern auf das ganze Skelett, so lieferten sie gleichzeitig den bisher ausstehenden anatomischen Beweis, daß die Rachitis tarda so gut wie die Rachitis infantum eine Erkrankung des ganzen Skeletts darstellt. Wies auch die häufige Multiplizität der Verbiegungen längst auf einen diffusen Skelettprozeß hin, so war doch erst mit dessen histologischer Feststellung die früher gelegentlich ventilierte Frage in negativem Sinne entschieden: ob vielleicht die Verkrümmungen einzelner Knochen, wie sie speziell die sog. lokalisierten Formen der Rachitis tarda zeigen, nicht einem bloß lokalen rachitischen Krankheitsprozeß ihre Entstehung zu verdanken hätten.

Die klinische Bedeutung einer beliebigen Verbiegung eines oder mehrerer Knochen liegt bekanntlich darin, daß wir in diesem Vorgang ein pathognomonisches Symptom für eine bestehende oder eine vorausgängige abnorme Nachgiebigkeit des Skeletts zu erblicken berechtigt sind. Knochenverkrümmungen symmetrischer oder unregelmäßiger Natur gehörten daher von jeher zur Symptomatologie der Rachitis, und zwar sowohl der gewöhnlichen, als auch der Spätrachitis. Für das Eintreten derartiger Verkrümmungen werden von altersher rein mechanische Hilfsursachen verantwortlich gemacht. Sind die Deformierungen doppelseitig und symmetrisch, so drängt sich die Annahme gleichmäßig einwirkender Muskelzug- oder Belastungseinflüsse durch das Körpergewicht als Hilfsfaktor unmittelbar auf.

Bei Beschränktbleiben der Deformierung auf bestimmte, speziell bei Rachitis tarda oft einseitige Skelettabschnitte (Kyphoscoliosen, Valgus- und Varusstellungen einzelner Gliedmaßen) wird man mit v. Mikulicz und mit Schmorl einseitige mechanische Inanspruchnahme der betreffenden Skeletteile zur Erklärung heranziehen dürfen.

Das sind die Fälle, wo der Beruf (sog. stehende Berufsarten mit anhaltender einseitiger Belastung bestimmter Skelettpartien) und die tägliche Beschäftigung (Schulhaltung!), deren Einwirkung bloß auf das nachgiebige Skelett bereits v. Mikulicz im Gegensatz zu Hueter richtig einschätzte, von ausschlaggebender Bedeutung werden für das Zustandekommen bestimmter Verbiegungen (Kellner-, Bäcker-, Tischlerbeine usw. Schulscoliosen).

Daß endlich Deformierungen des Skeletts bei Rachitis tarda gänzlich fehlen können, geradeso gut wie bei Rachitis infantum, daß ferner auch Anschwellungen der Epiphysen fehlen können, das ist ein weiteres Ergebnis der Schmorlschen Untersuchungen; und zwar ein Ergebnis, das speziell für die klinische Beurteilung gewisser vieldeutiger, einstweilen noch gern mit dem wenig präjudizierenden Namen „konstitutionelle Wachstumsstörungen" bezeichneter Anomalien des Pubertätsalters von Bedeutung ist. Nach Ansicht namhafter Forscher (Marfan, Kirmisson u. a., vgl. später!) würde es sich bei der Mehrzahl dieser unklaren Wachstumsstörungen um leichte, gleichsam abortive Fälle von Rachitis tarda handeln, bei denen es noch nicht zu gröberen, greifbaren Veränderungen am Knochensystem gekommen ist. Wir werden auf diese Auffassung später noch genauer eingehen, anläßlich der Besprechung der leichten oder lokalisierten Formen der Rachitis tarda. Soviel erscheint sicher: Da wir speziell für die klinische Diagnose der Spätrachitis auf den Nachweis derartiger Deformierungen des Skeletts, seien es nun leichte Schwellungen der Epiphysen oder Verkrümmungen einzelner Knochen angewiesen sind, so entzieht sich die Krankheit bei deren Fehlen oder auch nur Schwachausgesprochensein unserer klinischen Wahrnehmung leicht vollständig. Die Fälle Schmorls bilden den Beleg hierfür.

Von den vier genau untersuchten Fällen Schmorls zeigten bloß drei unbedeutende, klinisch anscheinend gar nicht gewürdigte Verbiegungen einzelner Knochen. Der eine Patient (Fall 3, 19 jähriger, akut an Perforationsperitonitis verstorbener Mann mit kräftiger Muskulatur) hatte makroskopisch ein vollständig normales Skelett und harte gerade Knochen. Ferner ließen 3 Fälle das für die klinische Rachitisdiagnose so wichtige Symptom der Epiphysenauftreibungen (Rosenkranz, doppelte Glieder!) völlig vermissen. Und nur der 9jährige Knabe (Fall 4) zeigte bei genauem Zusehen leichten Rosenkranz und Schwellung der distalen Vorderarmepiphysen.

Wir müssen hieraus in Übereinstimmung mit den früher angeführten Anschauungen von v. Mikulicz den Schluß ziehen, daß die Rachitis tarda jedenfalls nicht immer ein sehr ausgesprochenes klinisches Krankheitsbild hervorbringt, sondern daß sie gelegentlich (wir vermuten im Anfangsstadium!) latent, fast unerkannt verläuft.

A. Die schwere oder allgemeine Form der Rachitis tarda
(in ihren stärksten Graden bisher gern als juvenile Osteomalacie bezeichnet).

Im Jahre 1907 erfuhr die Frage der Spätrachitis eine weitere Förderung durch die oben erwähnte Arbeit Loosers.

Hatten es v. Mikulicz und später Schmorl mehr nur mit leichten, klinisch zum Teil unbeachtet gebliebenen rachitischen Veränderungen zu tun gehabt, so war Looser nunmehr in der Lage einen ungewohnt schweren Fall von rachitischer Erweichung des Gesamtskeletts bei einem Halbwüchsigen anatomisch genau und mit allen modernen Kautelen zu untersuchen.

Da es sich in dem betreffenden Falle um eine klinisch sehr auffällige Knochenerweichung handelte, die bis in die erste Kindheit zurückreichte, so war die histologische Untersuchung der Knochen bei dem bereits bejahrten Individuum besonders geeignet, die Beziehungen zwischen Rachitis und Osteomalacie zu klären.

Der betreffende, 27 Jahre alte Idiot stammte aus einer unbelasteten Familie. Er entwickelte sich, ohne eigentliche Krankheiten durchgemacht zu haben, von Geburt an körperlich sehr langsam, lernte nie frei stehen oder gehen, zahnte erst mit 20 Monaten und blieb geistig vollständig zurück (kein Sprechvermögen, Unreinlichkeit, Gefräßigkeit) so daß er in einer Idiotenanstalt dauernd versorgt werden mußte. Im Alter von 13 Jahren Querfraktur des linken Oberschenkels aus geringfügiger Ursache (beim Auf-den-Topf-setzen!), die nur sehr langsam und mit starker Dislokation ausheilte (im Leipziger Krankenhaus). Seither zahlreiche Frakturen der beiden unteren Extremitäten, einmal auch der Clavicula bei irrelevanten Gelegenheitsursachen. Zunehmende Verkrümmungen der Beine, die schließlich zu nutzlosen Anhängseln des Körpers wurden, sich mit Decubitusgeschwüren bedeckten, so daß der rechte Unterschenkel amputiert werden mußte. Die dem Texte beigegebene Photographie aus dieser Lebenszeit zeigt einen ausgesprochenen Idioten mit großem Kopf, Strabismus convergens, rechtsseitiger Kyphoscoliose und relativ gut entwickeltem Thorax. Patient sitzt mit mehrfach verkrümmten, flossenartig nach auswärts torquierten unteren Extremitäten, an denen verdickte Epiphysen deutlich erkennbar sind, in mühsam unterstützter Haltung da. Eine früher gelegentlich notierte, angeblich gesteigerte Reflexerregbarkeit schien zu dieser Zeit schon nicht mehr existiert zu haben. Ebensowenig konnte sich Looser bei einer kürzlichen Nachuntersuchung des im übrigen ganz gleich gebliebenen Idioten vom Vorhandensein einer solchen überzeugen. Der amputierte Unterschenkel zeigte eine hochgradige Verkrümmung der Tibia und der Fibula. Die Knochen waren morsch, in toto atrophisch mit sehr dünner Corticalis. An Stelle schmaler Epiphysenfugen, wie sie dem vorgeschrittenen Lebensalter des betreffenden Individuums entsprochen hätten, fanden sich an Tibia und Fibula kompakte, 2,2 bis 1,3 cm breite „tumorartige Knorpelwucherungen". Ähnliche Epiphysenwucherungen auch am Metatarsale I. Die Knorpelregressivschicht war an dieser Stelle unterbrochen, oder (Tibia- und Fibulaepiphyse!) nur andeutungsweise vorhanden. Die Markpapillen waren breit, durchbrachen stellenweise (Metatarsale I) die Regressivschicht. Die neugebildeten Knochenbälkchen waren spärlich und bestanden stellenweise (zu oberst!) aus reinem myelogenem Osteoid, weiter diaphysenwärts aus zentral verkalktem Knochen mit 10 bis 23 μ breiten osteoiden Säumen und dichtem Osteoblastenbesatz. Osteophytenbildungen an der dünnen Corticalis fehlten. Die lacunäre Resorption war nicht gesteigert. Das Knochenmark war fibrös und reich an Blutgefäßen; nur im zentralen Markraum war Fettmark.

Da die charakteristischen histologischen Rachitiskriterien (am Knochen: osteoide Säume um die alten verkalkten Knochenbälkchen, am Knorpel: Schwund der Regressivschicht und starke Verbreiterung der Knorpelwucherungszone) vorhanden waren, so rechnet Looser seinen Fall mit Recht zur Rachitis. Die ungewöhnliche Atrophie des alten Knochens und die geringe Osteophytenbildung von seiten des Periosts, was beides nicht ganz zum Bilde der gewöhnlichen infantilen Rachitis stimmt, sondern wie die Brüchigkeit des Knochens und die zeitweise gesteigerte Muskel- und Nervenerregbarkeit an einen osteomalacischen Prozeß erinnern, führt Looser ganz im Sinne Schmorls auf das ungewohnte Lebensalter des rachitischen Patienten zurück. Noch mehr als die Schmorlschen Beobachtungen scheint uns der Loosersche Malacie-Fall die Tatsache zu illustrieren, daß, je älter die Individuen sind, die florid rachitische Erscheinungen zeigen, desto mehr sich die Unterschiede verwischen gegenüber der Malacie des Erwachsenen, d. h. gegenüber der Osteomalacie.

Man wird daher Looser auch zustimmen dürfen, wenn er eine Reihe ganz ähnlicher, von verschiedenen Autoren unter dem Namen juvenile Osteomalacie beschriebener Fälle, ins Gebiet der Spätrachitis rechnet. Alle diese Fälle sind anatomisch dadurch charakterisiert, daß erstens rachitische Knorpelstörungen niemals gänzlich fehlen, und daß zweitens die Knochen ausgesprochen atrophisch sind.

Spätrachitis und sog. juvenile Osteomalacie bilden nach Looser, dessen Auffassung wir für richtig halten, eine einheitliche, untrennbare Krankheitsgruppe. Und so wenig wie die anatomischen Befunde, so wenig lassen die klinischen Symptome eine prinzipielle Trennung dieser

Krankheitsgruppe in zwei Formen zu, eine rachitische und eine osteomalacische. Hieran ändert unseres Erachtens auch das überwiegende Befallenwerden des weiblichen Geschlechts von infantiler Osteomalacie nichts. Immerhin ist dies ein Umstand, dem viele Autoren in ätiologischer Hinsicht eine große Bedeutung beilegen wegen der gleichen Erscheinung bei der Osteomalacia adultorum, seu mulierum.

Wohl aber berechtigt uns die Kenntnis dieser „Übergangsfälle" dazu, mit Looser „Rachitis und Osteomalacie für eine einheitliche, identische Affektion zu halten, die das menschliche Skelett in jedem Lebensalter betreffen kann, die aber die erste und in gewissem Grade auch noch die zweite Periode des lebhaftesten Knochenwachstums am häufigsten betrifft, und deren klinische und anatomische Erscheinungen durch die verschiedenen physiologischen Verhältnisse der einzelnen Lebensalter modifiziert sind". (Looser, l. c., S. 736.)

Eine ganze Anzahl von Einzelbeobachtungen über schwere, mit Deformierungen der Knochen einhergehende Skelettaffektionen Halbwüchsiger, die bald als juvenile Osteomalacie, bald als Spätrachitis, bald ohne genaue Diagnose publiziert worden sind, möchten wir mit Looser hierher rechnen und speziell als schwere Formen der Rachitis tarda im Sinne Deydiers ansprechen[*]). Es sind teils Fälle, deren erste Krankheitssymptome, wie im soeben angeführten Falle Loosers auf die erste Kindheit zurückreichen, d. h. es handelt sich um Individuen, die schon als Kinder ausgesprochen rachitisch waren, spät zahnten, erst spät oder nie gehen lernten, oder das Gehen wieder verlernten und bei denen sich mit zunehmenden Jahren alle Zeichen einer schweren, mit schmerzhafter Biegsamkeit und Brüchigkeit des Skeletts einhergehenden, progredienten Knochenerweichung entwickelten. Das sind die Fälle, die man mit Schmorl richtiger als verschleppte oder veraltete Rachitisfälle (Rachitis inveterata!) bezeichnet, ohne sie deswegen immer scharf von der eigentlichen Spätrachitis abtrennen zu können (vgl. die Beobachtungen von Cautley, Hochsinger, Biedert, Kassowitz, v. Genser, Looser, Uffenheimer). Teils und zwar überwiegend häufig handelt es sich um Patienten, die in ihrer Kindheit keine bemerkenswerten Krankheits-

---

[*]) In der Tat besteht heute kein Hinderungsgrund mehr, diese präzise Loosersche Auffassung allgemein zu akzeptieren, seitdem selbst v. Recklinghausen, der noch am längsten an der morphologischen Verschiedenheit der beiden Erweichungsvorgänge festgehalten hatte, sich als Anhänger der unitarischen Richtung erklärt hat. Was speziell die Spätrachitis betrifft, so läßt v. Recklinghausen dieselbe aufgehen in der gewöhnlichen infantilen Rachitis (sog. hypoplastisch porotische Form der Malacie nach der v. Recklinghausenschen Nomenklatur, die die landläufigen Rachitisfälle umfaßt).

Zwar räumt noch Frangenheim in seiner neuesten, erschöpfenden Darstellung der kindlichen Knochenkrankheiten der sog. juvenilen Osteomalacie einen besonderen Abschnitt ein. Er unterläßt aber nicht hinzuzufügen, daß es sich dabei um kein einheitliches Krankheitsbild handle, sondern um ein Konglomerat von verschiedenartigen, teils zur Rachitis, teils zur sog. idiopathischen Osteopsathyrosis gehörigen Einzelbeobachtungen. (Über diese letztere, seltene Knochenkrankheit des jugendlichen Skeletts vgl. weiter unten.)

symptome gezeigt hatten, ja von denen nicht einmal immer mit Sicherheit feststeht, ob sie als Kinder vorübergehend an leichter Rachitis gelitten hatten.

In den späteren Kinderjahren, meist erst zu Beginn der Pubertätszeit stellen sich allmählich Schwäche und leichte Ermüdbarkeit, Wachstumsstillstand und schmerzhafte Sensationen im Rücken und namentlich in den unteren Extremitäten ein. Es pflegt zu Auftreibungen der Epiphysen an den Vorderarmen und Unterschenkeln, oft zu einem deutlichen Rosenkranz, zu Verlust des Steh- und Gehvermögens, zu Deformierungen der Wirbelsäule, des Beckens, der langen Röhrenknochen, nicht selten zu Frakturen aus unbedeutender Gelegenheitsursache zu kommen, während der Schädel bemerkenswerter Weise frei bleibt (Ausnahmen: Fall von James und von J. von Bokay). Die Frakturen pflegen bei sachgemäßer Behandlung auszuheilen, wie gewöhnliche Frakturen auch. Meist aber dauert die Konsolidierung auffallend lange, weil der Callus gering ist und sehr langsam verkalkt. Oder es kommt gelegentlich zu unvollständiger Callusbildung und zu eigentlichen Pseudarthrosen, wie wir das ja auch bei florider infantiler Rachitis und bei schwerer puerperaler Osteomalacie nicht so selten beobachten.

Wir geben hier noch einer Schilderung Toblers Raum, der Gelegenheit hatte, eine Reihe von Individuen mit Rachitis tarda zwischen 14 und 20 Jahren längere Zeit hindurch genau zu beobachten: „Die Symptome, die die Patienten zum Arzte führen, sind von bemerkenswerter Gleichförmigkeit. Ausnahmslos sind es Klagen über Beschwerden beim Stehen und Gehen, ungewohnte rasche Ermüdung, Schmerzen, die immer in den Unterschenkeln und Knien, bisweilen auch in den Knöcheln oder im ganzen Bein angegeben werden. Bisweilen ist den Angehörigen der Gang als verändert, unsicher, watschelnd aufgefallen; meist wurden Verkrümmungen der Beine wahrgenommen. Die Beschwerden sind so hochgradig, daß sie fast immer die Bewegungsfreiheit ernstlich behinderten und die berufliche Tätigkeit einschränkten oder aufhoben.

Die objektiven Zeichen der Krankheit sind in allen Fällen ausgesprochen. Sie finden sich vorzugsweise am Brustkorb und an den Extremitäten, an den unteren stärker als an den oberen. Nirgends fehlt der mehr oder weniger ausgeprägte rachitische Rosenkranz. Die Auftreibung der Epiphysengegend an den Hand- und Fußgelenken findet sich überall und ist meist hochgradig. In allen Fällen kam es zu Deformitäten, die meist auf die unteren Extremitäten beschränkt sind; einzelne Fälle weisen außerdem Verkrümmungen der Wirbelsäule, der Claviculae, der Rippen auf. Am Gebiß war nichts zu finden, was auf die gegenwärtige Erkrankung bezogen werden könnte." (Tobler, l. c. S. 145/46.) — Muskelschlaffheit (überdehnbare Gelenke), auffällige Anämie vermißte Tobler stets, pathologische Schweißbildung fand sich höchstens in 3 Fällen. Nahezu konstant aber bestand ein starkes Zurückbleiben im Längenwachstum als Teilerscheinung einer allgemeinen (infantilistischen) Entwicklungshemmung.

Von anderweitigen Symptomen, die bei Spätrachitis gelegentlich beobachtet worden sind, sind fernerhin zu nennen: Verspätete Entwicklung der Geschlechtscharaktere, Cessation der Menses, überhaupt infantiler Habitus, schmerzhafte Steifheit der Gelenke an den befallenen Extremitäten infolge reflektorischer Muskelhypertonie — (Hoffmann, Curschmann), — oder umgekehrt rachitischer Zwergwuchs mit Adipositas und lähmungsartigen Zuständen infolge von Muskelinsuffizienz — (Variot, Hutinel, Hutinel et Harvier) — Trommelschlegelfinger — (Drewitt, Péron und Mesley, König), — Tetanie — (Schüller, Ibrahim, Ebstein). — In einem Falle von Spätrachitis konnte Aschenheim eine Blutveränderung feststellen, wie sie dem Blutbilde der gewöhnlichen Rachitis entspricht — (Anämie mit Vermehrung der großen Lymphocythen). —

Besonders charakteristische, hierher gehörige Beobachtungen sind mitgeteilt worden von Curschmann, Anschütz, C. O. Weber, Leo Müller, Rath, Colley, Siegert, - Schüller, Lauper, Marsden, Clutton, Mesley, Duplay, Péron und Mesley, König, Elmslie, Stansky, Drewitt, Hoffmann, Drey, A. James, Joachimsthal, Miesowicz, v. Axhausen (Fall III), J. v. Bokay u. a. Im ganzen beträgt die Anzahl der bis jetzt beschriebenen, schweren Formen von Spätrachitis bloß ca. 70 Fälle.

Gute Dienste in diagnostischer Hinsicht leistet in neuerer Zeit das Röntgogramm. In den Fällen von Spätrachitis, die mit ausgesprochenen Epiphysenschwellungen einhergehen, d. h. also bei sozusagen allen schweren, allgemeinen Formen, ergibt das Röntgogramm den für Rachitis typischen Befund; nämlich eine der Epiphysenschwellung entsprechende Verbreiterung und becherförmige Ausbuchtung der Knorpelwucherungszone und des obersten Diaphysenabschnitts. In allen Fällen zeigt ferner der Knochen selbst im Röntgenbild charakteristische Veränderungen. Die langen Röhrenknochen sind Sitz einer verschieden stark ausgesprochenen Osteoporose, d. h. sie zeigen in toto schwache Schattenbildung, abnorm weite Markräume, starke Rarefikation der Knochenbälkchen und dünne, manchmal fast fehlende Corticalisschatten. Es ist dies ein für Atrophie und verringerten Kalkgehalt charakteristischer röntgenologischer Knochenbefund, wie er in gleicher Verteilung über das gesamte Skelett nur noch bei einer andern Knochenaffektion vorkommt, die aus diesem Grunde gewisse nahe, klinische Berührungspunkte mit der Spätrachitis gemein hat — Knochenschmerzen, Spontanfrakturen! — und damit gelegentlich verwechselt worden ist. Es ist die sog. idiopathische Osteopsathyrose.

Da Verwechslungen dieser eigenartigen Knochenkrankheit nur mit den schweren und schwersten Formen von Spätrachitis (Deydier) zu befürchten und auch tatsächlich schon öfters vorgekommen sind, so ist vielleicht im Anschlusse an letztere gleich hier eine knappe Besprechung der idiopathischen Osteopsathyrose angezeigt.

Unter der Bezeichnung idiopathische Osteopsathyrose hat Lobstein 1834 ein symptomatisches Krankheitsbild beschrieben, das sich im wesentlichen durch eine abnorme Brüchigkeit des Skeletts ohne greifbare anatomische Grundlage dokumentiert. — Die Symptomatologie der idiopathischen Osteopsathyrose hat in der Folge Gurlt, v. Volkmann, Moreau, M. B. Schmidt u. a. lebhaft beschäftigt. Neuerdings ist dieselbe namentlich von Griffith ausgebaut worden. Griffith führte im Jahre 1897 außer einem Falle eigener Beobachtung bereits 67 einschlägige Fälle aus der Literatur an. — Es handelt sich nach diesem Autor um eine spezifische Affektion des Skeletts, die sehr oft erblich ist, in mehreren Generationen und häufig bei Geschwistern auftritt. Die befallenen Individuen sind nach Griffith, abgesehen von ihrem Knochenleiden, ganz normale Menschen. Meist schon im frühen Kindesalter, gelegentlich vielleicht schon bei der Geburt (Schmidt) kommt es zu Frakturen verschiedener Knochen anläßlich geringfügigster Gelegenheitsursachen. Mit steigendem Lebensalter nimmt die pathologische Knochenbrüchigkeit allmählich ab und wird nach dem 30. Lebensjahr nur noch ausnahmsweise beobachtet (Griffith). — Die idiopathische Osteopsathyrose ist also eine Krankheit des jugendlichen Alters. — Die Frakturen pflegen relativ rasch und zum Unterschied von rachitischen mit guter Callusbildung auszuheilen. Doch kommt es in schweren Fällen nicht selten zu multiplen Verbiegungen der frakturierten Knochen und zu Deformierungen des Skeletts, die die Träger zeitlebens zu Krüppeln machen. — So hat z. B. Looser bei einem 17 jährigen Jüngling, dessen 6 jähriger Bruder ebenfalls an Knochenbrüchigkeit litt, nicht weniger als 43 Frakturen feststellen können. Die erste erfolgte mit $1^1/_2$ Jahren; 40 fielen auf die Beine, 2 auf die Oberarme, 1 auf die Clavicula. In der Folge mußten die säbelscheidenförmig abgeplatteten, korkzieherartig verkrümmten Unterschenkel als unbrauchbar amputiert werden und lieferten dadurch gleichzeitig Looser die erwünschte Gelegenheit zu genauen histologischen Untersuchungen der betreffenden Knochen. Die Looserschen Untersuchungen, sowie Röntgenuntersuchungen zahlreicher andrer Fälle ergaben als Hauptbefund eine hochgradige Osteoporose sämtlicher Knochen (Fälle von Lange, Döring, Matsuoka, Hagenbach, Miura, Wieland u. a.). Die Spongiosa sehr weitmaschig, mit Fettmark gefüllt. Die spärlichen Knochenbälkchen dünn, besonders dünn die Corticalis, der ganze Knochen daher verschmälert, grazil (vermindertes Dickenwachstum sämtlicher Knochen). Ein besonderes Verhalten zeigen die Epiphysen. Die Epiphysen sind entweder normal oder unregelmäßig geschweift mit Absprengung von Knorpelinseln. Oft sind dieselben S-förmig gebogen und überragen breit die verschmälerten Diaphysen. Dadurch entsteht gelegentlich eine rein äußerliche Ähnlichkeit mit rachitisch verdickten Epiphysen. Histologisch ist der Knochenprozeß charakterisiert durch die Zeichen einer mangelhaften Knochenapposition bei physiologischer Knochenresorption (feinste randständige Säume unverkalkter neugebildeter Knochengrundsubstanz mit Osteoblastenbesatz (Looser), oder fast völliges Fehlen von physiologischen Appositionsbildern (Hagenbach)). Wie klinisch, so fehlen auch histologisch und röntgenologisch alle Beziehungen dieser echten Osteopsathyrosis idiopathica zu einem rachitischen Prozeß.

Verfasser hatte Gelegenheit einen mäßig schweren Fall von idiopathischer Osteopsathyrose bei einem 10jährigen, hereditär nicht belasteten Mädchen jahrelang klinisch zu verfolgen. Das Hauptcharakteristikum des eigenartigen Leidens, die Sprödigkeit und abnorme Vulnerabilität des Skeletts machte sich von früher Jugend an bemerkbar in häufigen, tagelang anhaltenden Knochenschmerzen bei geringfügigsten Traumen, sowie in der auffälligen Neigung zu Knochenbrüchen bei unbedeutender Gelegenheitsursache (Umdrehen im Bett, Aufstützen auf die Arme usw.). Da die betreffenden Frakturen jeweilig sorgfältig behandelt worden waren und mit intakter Funktion heilten, kam es in dem betreffenden Falle zu keinen Deformierungen des Skeletts. Bloß blieb das Mädchen hinter Gleichaltrigen beträchtlich im Wachstume zurück und zeigte auch in geistiger Beziehung ein etwas abnormes Verhalten (geringer Grad von Schwachsinn). — Im Laufe der Jahre nahm die Brüchigkeit ab und zwar anscheinend spontan. Wenigstens fehlten sichere Beweise für einen therapeutischen Nutzen der monatelang verabreichten großen Phosphor-, Kalk- und Strontiumgaben. Völlig schwand dieselbe aber bis jetzt nicht. Rachitis war in dem betreffenden Falle sowohl anamnestisch (frühzeitige Zahnung und Gehvermögen), als durch die klinische Inspektion und radiologische Durchforschung des Skeletts mit Sicherheit auszuschließen. Die Knochen zeigten die bekannten Erscheinungen (Grazilität, Osteoporose, auffällig verschmälerte Diaphysen mit zum Teil stark ausladenden Epiphysen, aber vollkommen scharfe Verknöcherungslinien).

Wie naheliegend Verwechslungen derartiger Fälle von idiopathischer Osteopsathyrose mit echter, namentlich mit sogenannter verschleppter Rachitis sind, zeigen eine Anzahl Publikationen der Literatur, wo bald die eine, bald die andere Bezeichnung irrtümlich angewendet wird.

Der von Axhausen im Jahre 1906 (Festschrift f. Leuthold) publizierte Fall von angeblicher „infantiler Osteomalacie" ist kaum etwas anderes als eine regelrechte idiopathische Osteopsathyrose (ausgesprochene hereditäre Knochenbrüchigkeit!), während ein späterhin von demselben Autor genau untersuchter, angeblich gleichartiger, im Grunde aber doch wohl ganz differenter Fall (Fall III, Deutsche Zeitschr. f. Chir. 1908, S. 54—66) schon wegen des Vorhandenseins stark verbreiteter osteoider Säume an den Knochenbälkchen nicht in das Gebiet der Osteopsathyrose, sondern tatsächlich in das Gebiet der Spätrachitis (infantilen Osteomalacie) gehört.

Wir haben daher diesen letzten Fall von v. Axhausens, der Auffassung Loosers, Hagenbachs und Frangenheims folgend, bereits früher unter den Beobachtungen von schwerer Rachitis tarda (sog. infantile Osteomalacie) angeführt, wohin beiläufig bemerkt auch dessen Fall II (Deutsche Zeitschr. f. Chir. 92. 1908. S. 49) gehören dürfte.

Ein anderes Beispiel: Die viel zitierte und für die Popularisierung und die Kenntnis der Rachitis tarda-Frage bedeutungsvolle Einzelbeobachtung von Roos — (9jähriges, bloß 96 cm großes Mädchen mit multiplen Frakturen seit dem 14. Lebensmonat bei geringsten Anlässen!) —, bei der der Autor die Diagnose, ob Rachitis? ob Osteomalacie? offen läßt, möchten wir mit Looser lieber aus der Reihe der Fälle von infantiler Osteomalacie (oder Rachitis tarda) gestrichen wissen und in das Gebiet der idiopathischen Osteopsathyrose rechnen. Das gleiche möchte für den seinerzeit von His publizierten Fall von sog. infantiler Osteomalacie zutreffen. Der betreffende Patient ist nämlich der Bruder des obenerwähnten 17jährigen Osteopsathyrotikers mit 43 Frakturen, an dessen Skelett Looser im Jahre 1905 die Knochenhistologie der idiopathischen Osteopsathyrose erstmals klarlegen konnte. Bei der bekannten Vorliebe des eigenartigen Leidens für familiäres Auftreten ist kaum daran zu zweifeln, daß die von His klinisch auf Osteomalacie zurückgeführte Knochenbrüchigkeit seines Patienten auf den gleichen Ursachen beruhte, wie beim Bruder, d. h. gleichfalls osteopsathyrotischer, nicht osteomalacischer Natur war.

Was eben die idiopathische Osteopsathyrose von den echt malacischen Knochenkrankheiten (Rachitis und Osteomalacie) trennt, trotz oft größter Ähnlichkeit im sonstigen klinischen Verhalten, das ist die Sprödigkeit und die Brüchigkeit des Skeletts beim Fehlen ausgesprochener Erweichungsvorgänge und beim Fehlen von typischen Epiphysenanschwellungen. Diese Verhältnisse finden ihren histologischen Ausdruck im Fehlen von Osteoidbildung in einem, das physiologische Maß unverkalkter Knochenanlagerung überschreitenden Maße (Pommer, Schmorl, Looser). Es dominiert bei der Osteopsathyrose im Gegensatz zur echten Malacie die Störung des Knochenanbaus, die hochgradige Verminderung aller physiologischen Appositionsverhältnisse (Hagenbach). Nur noch bei einer Knochenaffektion findet sich eine ähnliche Behinderung des physiologischen Anbaus mit Ausbreitung über das ganze Skelett, bei der seltenen Osteogenesis imperfecta (Vrolic). In der Regel ist diese angeborene, auf intrauteriner Entwicklungsstörung der Knochenbildung beruhende Dysplasie des Skeletts mit dem Leben nicht vereinbar, sondern hat frühzeitiges Absterben der Frucht oder nur kurze extrauterine Lebensdauer zur Folge. Ausnahmsweise und speziell in ihren leichten Graden verträgt sich die Osteogenesis imperfecta aber auch mit einer längeren Lebensdauer. Auf Grund der morphologischen Übereinstimmung des Knochenaufbaus bei der idiopathischen Osteopsathyrose und bei der Osteogenesis imperfecta vertritt Looser neuerdings die Anschauung, es möchte sich bei diesen beiden Krankheitsprozessen um die nämliche Störung handeln, bloß das eine Mal bereits intrauterin, das andere Mal erst im postnatalen Leben einsetzend. Dementsprechend hat Looser die sog. idiopathische Osteopsathyrose als Osteogenesis imperfecta tarda der gleichnamigen angeborenen Dysplasie direkt gleichgestellt. So berechtigt das Bestreben ist, einen bis vor kurzem rein klinischen Sammelbegriff wie die idiopathische Osteopsathyrose (Typus Lobstein) in seine verschiedenen Komponenten aufzulösen, also einerseits in die juvenile

Osteomalacie (Spätrachitis), andererseits in eine echte Osteopsathyrose nicht malacischer Natur (alias Osteogenesis imperfecta tarda Looser!), so bedarf gerade diese letztere Bezeichnung noch weiterer klinischer und histologischer Begründung. — Was man zurzeit unter Osteogenesis imperfecta versteht, ist eine seltene, exquisit sporadische und keineswegs familiär gehäuft auftretende, angeborene Skelettaffektion, die schon intrauterin zu multiplen Frakturen und Knochenkrümmungen nebst spezifischer Dysplasie bestimmter periostaler Skelettbezirke (speziell am Schädeldach!) führt. Wogegen die idiopathische Osteopsathyrose in der Regel ein postnatal, oft erst nach Jahren debütierender und von hereditären Momenten sichtlich beherrschter, einfach osteoporotischer Vorgang am ursprünglich normal angelegten Skelett ist, der kaum ohne weiteres mit der spezifischen Dysplasie des embryonalen Skeletts bei Osteogenesis imperfecta identifiziert werden darf. Wir möchten uns daher im Gegensatz zu Hagenbach und zu Frangenheim, welche beiden Autoren den bestechenden Identifizierungsvorschlag Loosers akzeptiert haben, einstweilen der vorsichtigen Anschauung von v. Recklinghausen anschließen, der von einer Identifizierung der scharf umschriebenen, embryonalen Osteogenesis imperfecta mit Zuständen von abnormer Knochenbrüchigkeit des späteren Alters nichts wissen will. Die Bezeichnung idiopathische Osteopsathyrosis scheint uns zurzeit noch der passendste Ausdruck zur Charakterisierung derjenigen seltenen und meist familiär gehäuften Formen von einfacher osteoporotischer Minderwertigkeit des jugendlichen Knochengerüstes, die mit einem echt malacischen Krankheitsprozesse (mit Rachitis oder Osteomalacie) nichts zu tun haben.

B. Die leichte oder sog. lokalisierte Form der Rachitis tarda.

Die bisher besprochenen, mit allgemeiner Wachstumshemmung, mit Erweichung und Deformierung des Skeletts, sowie in der Regel auch mit den charakteristischen Epiphysenschwellungen einhergehenden spätrachitischen Zustände gehören klinisch zu derjenigen Form der Spätrachitis, die wir eingangs, dem Vorgange Deydiers folgend, als allgemeine oder schwere, das ganze Skelett in Mitleidenschaft ziehende Fälle von Spätrachitis bezeichnet haben. — Es sind lauter Beobachtungen, wo die Diagnose Rachitis sogleich in die Augen springt, und wo höchstens der unfruchtbare Zweifel, ob etwa eher Osteomalacie die richtigere Bezeichnung sei, einzelne Autoren vorübergehend in der Diagnose wankend machte.

Diesen eindeutigen schweren Formen hat nunmehr die Betrachtung gewisser leichter, klinisch mehr unter dem Bilde isolierter Veränderungen einzelner Skeletteile verlaufender Fälle zu folgen, die Deydier als lokalisierte Form der Rachitis tarda von jenen abtrennt. Gerade diese leichten Fälle begegneten von jeher, und auch heute noch vielfachen Zweifeln und haben Mühe, ihre Anerkennung durchzusetzen, obgleich Mikulicz und neuerdings namentlich Schmorl deren Vorkommen und echt rachitische Natur einwandfrei bewiesen haben.

Es handelt sich um halbwüchsige Individuen zwischen dem 10. und 20. Lebensjahr, um Angehörige der Pubertätsperiode und der vorgängigen, sowie der nachfolgenden Zeit des gesteigerten Längenwachstums.

Objektiv fällt an derartigen Individuen zunächst nur eine gewisse schlaffe, nachlässige Körperhaltung auf. Etwaige, auf Rachitis zurückführbare Asymmetrien oder Verbiegungen einzelner Skeletteile bemerkt man bestenfalls bei genauer, darauf gerichteter Untersuchung. Gelegentlich sind es aber auch Schmerzen in den Beinen, speziell in den Füßen und Unterschenkeln (Plattfußbeschwerden!), unter denen derartige Patienten zunächst zu leiden haben. Selten sind es eintretende Verkrümmungen eines oder beider Knie (Genu valgum), oder gar das Auftreten von Epiphysenverdickungen, am allerseltensten Zusammensinken und ausgesprochene Verkrümmungen der Wirbelsäule (Skoliosen), die den Patienten zuerst auffallen und dieselben zum Arzte treiben. Es handelt sich somit um ein recht unbestimmtes klinisches Krankheitsbild mit wenig auffälligen Symptomen, von denen sich höchstens aussagen läßt, daß sie im großen und ganzen denjenigen gleichen, die wir im Beginne der schweren allgemeinen Form der Rachitis tarda anzutreffen gewohnt sind. Wir möchten die Vermutung äußern, daß bei diesen sog. lokalisierten Formen der Rachitis tarda, soweit es sich wirklich um solche und nicht etwa um andere, ähnliche „konstitutionelle" Störungen handelt, tatsächlich wohl ein Verharren des rachitischen Krankheitsprozesses im ersten Anfangsstadium, ein nur leichter floridrachitischer Krankheitsgrad vorliegt.

Zum Teil infolge dieser wenig ausgesprochenen und uncharakteristischen Symptomatologie, zum Teil infolge des zeitlichen Zusammenfallens mit einer Reihe längst bekannter, obgleich ihrerseits noch keineswegs genügend erforschter Wachstumsanomalien der nämlichen Altersperiode, erfreut sich, wie schon bemerkt, diese leichte, lokalisierte Form der Rachitis tarda auch heute noch keiner allgemeinen Anerkennung.

Die wichtigsten klinischen Veränderungen am Skelett, unter denen uns die lokalisierte Rachitis tarda entgegentritt, sind folgende:

1. Verkrümmungen kyphotischer und skoliotischer Natur der Wirbelsäule.
2. Genu valgum adolescentium.
3. Pes valgus adolescentium.
4. Coxa vara adolescentium.

Marfan macht neuerdings noch aufmerksam auf eine Auftreibung des Sternalendes der Clavicula mit Subluxation der Articulatio sterno-clavicularis, die er dem „rachitisme tardif localisé!" zuweist. Doch ist nicht recht klar, ob dieser Forscher damit wirklich eine florid rachitische Erscheinung meint, und nicht vielmehr ein altes Rachitisresiduum wie beispielsweise Reste von Pectus carinatum bei Erwachsenen, da er die betreffende Alteration, wie er (l. c. S. 397 ausdrücklich erklärt) bei „früheren Rachitikern" beobachtet habe. Bemerkenswerterweise treten bei allen, eben erwähnten klinischen Manifestationen dieser leichten oder lokalisierten Spätrachitis die Thorax- und Beckenverbildungen, ebenso die Epiphysenschwellungen ganz in den Hintergrund. Mithin vermissen wir hier gerade diejenigen klinischen Symptome, die sonst jeden floriden Rachitisprozeß begleiten und hierfür pathognomonisch sind, sei es nun beim Kinde, sei es beim Halbwüchsigen. Was übrig bleibt, die isolierten oder miteinander kombinierten Verkrümmungen einzelner Skeletteile, haben nichts spezifisches mehr für einen rachitischen Prozeß, sondern entsprechen genau den längst bekannten, sog. essentiellen oder idiopathischen Wachstumsanomalien oder Belastungsdeformitäten der Pubertätszeit. Mit diesem Ausdruck betreten wir eines der widerspruchsvollsten Gebiete der Knochenpathologie.

Wenn von Belastungsdeformitäten oder richtiger Überlastungsdeformitäten (Hübscher, Lange) die Rede ist, so verstehen wir darunter ganz allgemein Verkrümmungen der Knochen, also eine Störung der statischen Funktion des Stützapparates, deren Vorbedingung eine Plastizität (abnorme Nachgiebigkeit) der Knochen ist und die auf äußere mechanische Einflüsse zurückgehen, oder mit Schanz kurz ausgedrückt eine Störung des Belastungsgleichgewichts, charakterisiert durch Überwiegen der statischen Inanspruchnahme über die statische Leistungsfähigkeit. — Zweckmäßig unterscheidet man mit Riedinger vom ätiologischen Standpunkt aus Belastungsdeformitäten traumatischer, entzündlicher, statischer, konstitutioneller und essentieller Natur. Dabei rechnen wir zu den traumatischen Belastungsdeformitäten die Verbiegungen und Richtungsänderungen einzelner Knochen nach mangelhaft geheilten Frakturen (nachgiebige Callusmassen), zu den entzündlichen alle auf luetischer, tuberkulöser oder osteomyelitischer Grundlage beruhenden Knochenverbiegungen, zu den statischen die Haltungsanomalien des Rumpfes (Skoliosen, Kyphosen, Lordosen), in Anpassung an primäre Asymetrien der unteren Extremitäten. Zu den Belastungsdeformitäten auf konstitutioneller Basis zählen wir die Verbiegungen des Skeletts, die keinem lokalisierten entzündlichen Knochenprozeß ihr Entstehen verdanken, sondern einer diffusen Nachgiebigkeit spezifischer Natur (rachitische und osteomalacische Deformitäten).

Diesen verschiedenen, vom ätiologischen wie vom pathologisch-anatomischen Standpunkte aus scharf charakterisierten Belastungsdeformitäten schließt sich als letzte an die Gruppe der sog. essentiellen, habituellen oder idiopathischen Deformitäten der Wachstumsperiode. Diese sind es, die uns hier allein interessieren.

Der volle Name gibt ihre klinische Eigenart recht gut wieder: Im Worte essentiell (habituell, idiopathisch) liegt zunächst das wichtigste Merkmal derselben ausgedrückt, nämlich ihr allmähliches, scheinbar spontanes Zustandekommen ohne greifbare ätiologische oder pathologisch-anatomische Grundlagen am Skelettsystem. Der Zusatz „Wachstumsperiode" gibt das zweitwichtigste Merkmal der essentiellen Belastungsdeformitäten wieder: ihr Gebundensein an eine ganz bestimmte Phase der Skelettentwicklung, nämlich an den **erneuten physiologischen Wachstumsexzeß**, den das Skelett zur Zeit vor und nach der Pubertät zeigt.

Schon anläßlich der Besprechung der **Mikuliczschen** Befunde beim Genu valgum adolescentium wurde darauf hingewiesen, wie wechselnd diese sog. essentiellen Belastungsdeformitäten der späteren Kindheit und der Pubertätszeit von den Ärzten, speziell von den Orthopäden zu verschiedener Zeit beurteilt wurden und zum Teil heute noch beurteilt werden. Früher wurden dieselben allgemein auf Haltungs- bzw. Belastungsanomalien des **gesunden** Skeletts zurückgeführt, d. h. auf vermeidbare äußere Faktoren, wie abnorme, einseitige Belastung, schlechte Haltung, sog. Ermüdungsstellungen mit Ausschaltung der Muskelwirkung und alleiniger Inanspruchnahme der Bänder- und Knochenhemmung (Skoliosen, Genu valgum und varum, Pes varus, Coxa vara). Überall erblickte man das ausschlaggebende schädigende Moment in der einfachen anhaltenden Haltungsanomalie, der sich die Knochenform **sekundär** anpasse (**Transformationsgesetz von J. Wolff!**), mit einem Worte: **Die Skelettdeformität erschien als bloßer Folgezustand eines primären Schwächezustandes der Weichteile** (der Bänder, Fascien und Muskeln).

Die moderne Orthopädie nimmt nun, wie bereits angedeutet, einen wesentlich anderen Standpunkt ein. Ähnlich wie das Ollier, Billroth, v. Mikulicz und andere schon vor Jahrzehnten ausgesprochen haben, wird heute auch für das Zustandekommen vieler sog. „essentieller" Deformitäten eine **insuffiziente Skelettbeschaffenheit** postuliert, freilich überwiegend anderer Art, nicht notwendig rachitischer Natur, wie es obige Autoren voraussetzten. Nicht nur die Weichteile sind insuffizient, sondern auch die Tragfähigkeit des Skeletts ist vermindert, ist „**konstitutionell minderwertig**", wie man sich in derartigen Fällen heute gern wieder ausdrückt. Mit dieser Bezeichnung ist freilich noch nicht viel gewonnen. Vielmehr ist bloß der frühere Verlegenheitsbegriff „essentiell" durch den moderneren „konstitutionell" ersetzt worden. Schließlich kommt alles auf das **anatomische Wesen** dieser konstitutionellen Skelettschwäche der späteren Wachstumsperiode an; und gerade über diesen wichtigen Punkt sind die Akten noch keineswegs geschlossen, sodern es bestehen vielfache Widersprüche und klaffende Lücken. Diese Unsicherheit kommt in allen einschlägigen Publikationen zum Ausdruck, und macht sich unter anderem auch in dem von den einzelnen Autoren bevorzugten, wechselnden Einteilungsprinzip dieser Wachstumsstörungen bis zur heutigen Stunde geltend. Hier sei nur das Wichtigste hierüber erwähnt. In seiner klassischen Bearbeitung der Rückgratverkrümmungen (Handbuch der orthopäd. Chirurgie, v. Joachimsthal, Bd. 1, 1905 bis 07) vereinigt W. Schulthess die große Gruppe der auf **sicherer Rachitis** beruhenden Belastungsdeformitäten (d. h. der konstitutionellen im engeren Sinne nach der oben zitierten Riedingerschen Einteilung!) zusammen mit den sog. essentiellen (d. h. den konstitutionellen im weiteren, modernen Sinne!) Deformitäten unter dem Sammelbegriff „osteopathisch-funktionelle Deformitäten". Dadurch wird klar zu verstehen gegeben, daß es sich bei allen diesen Deformitäten um keine ganz normalen, sondern um nachgiebige, oder zum mindesten um einst nachgiebig gewesene Knochen handle. Über die Natur des jeweiligen pathologischen Erweichungsprozesses, der mit Ausnahme der floriden Rachitis beim kindlichen bzw. der Osteomalacie beim ausgewachsenen Skelett noch nicht einwandfrei feststehe, wird dadurch noch nichts präjudiziert. — Den v. Mikuliczschen Anschauungen (die wichtigen anatomischen Ergänzungsbefunde Schmorls lagen damals noch nicht vor), überhaupt dem Vorkommen einer floriden Spätrachitis bei Adoleszenten als Grundlage derartiger Deformitäten stehen Schultheß, später auch Böhm, Spitzy, Kirsch, Lange und andere Orthopäden recht skeptisch gegenüber. Um so höher wird von diesen Forschern auf Grund eingehenden Studiums derartiger Knochenpräparate, sowie der Ergebnisse der modernen röntgenologischen Technik die ursächliche Rolle der infantilen Rachitis bewertet für das Zustandekommen der sog. essentiellen Deformitäten der späteren Wachstumsjahre.

Tatsächlich ist ja die äußere Ähnlichkeit dieser Deformitäten mit den gewöhnlichen, auf echter Rachitis beruhenden Knochenverkrümmungen des frühen Kindesalters, d. h. also mit den rachitischen Kyphosen, Skoliosen, den X-Beinen, Schenkelhalsverkrümmungen und Plattfüßen des jungen und heranwachsenden Kindes, eine derart große, daß wir nur dann berechtigt sind den Ausdruck konstitutionell oder essentiell von einer bestimmten Haltungsanomalie zu gebrauchen, wenn weder die Anamnese noch die genaueste Untersuchung des betreffenden Individuums, speziell von dessen Knochengerüst auf Veränderungen hinweisen, die mit einem floriden oder auch mit einem abgelaufenen rachitischen Prozeß in Verbindung gebracht werden können. Im letzteren Falle fällt die Diagnose essentielle Wachstumsdeformität dahin und wird folgerichtig durch die Bezeichnung rachitische Deformität ersetzt.

Um diese überragende Rolle der Rachitis nicht bloß für das Zustandekommen von frischen Knochenverbiegungen, sondern auch für das Manifestwerden von veralteten, unscheinbaren und gleichsam später erst spontan entstandenen (daher essentiellen!) Skelettanomalien zu verstehen, müssen wir uns daran erinnern, daß der rachitische Prozeß auf zweierlei Weise den Anlaß geben kann zur Entstehung einer Knochendeformität. Erstens dadurch, daß er zu einer abnormen Nachgiebigkeit des Skeletts führt. Zweitens dadurch, daß er zur Bildung unregelmäßiger Knochen- und Gelenkformen mit abgeänderter Wachstumsrichtung der betreffenden Skeletteile führt.

Im ersten Falle gebrauchen wir zur Charakterisierung des Krankheitsbildes die Bezeichnung floride Rachitis und ergänzen diesen Ausdruck noch durch das Beiwort tarda (Rachitis tarda), wenn es sich ausnahmsweise nicht um Kinder, sondern um Angehörige der Pubertätszeit oder um noch ältere Individuen handelt. Im zweiten Falle sprechen wir von Rachitisresiduen am Skelett. Handelt es sich bloß um eine leichte, vorausgängige Rachitiserkrankung, was ja die Regel ist, so sind solche Residuen am Skelett zu Beginn, d. h. im ersten Kindesalter meist nicht stark ausgesprochen. Dieselben treten aber im Laufe der Jahre sehr oft immer deutlicher in Erscheinung (z. B. Verbildungen am Thorax, Sternum, Wirbelsäule), oder verstärken sich wohl auch unter dem schwächenden Einfluß anderweitiger Schädigungen (Überanstrengung und einseitige Überlastung in Schule und Beruf, ungenügende oder einseitige Muskelaktion, überstandene Krankheiten u. dgl.). So lassen sich bei scharfem Zusehen viele, scheinbar frisch entstandene („essentielle") Verkrümmungen des Skeletts in der Pubertätszeit zurückführen auf eine leichte, in der ersten Kindheit akquirierte und inzwischen längst ausgeheilte, rachitische Skelettabnormität (z. B. eine unbedeutende Kyphose oder Kyphoskoliose), die bisher übersehen wurde, weil sie keine alarmierenden Erscheinungen (Schulterhochstand, Rippenbuckel u. dgl.) machte, die aber mit der steigenden funktionellen Inanspruchnahme des Skeletts und mit fortschreitendem Wachstum immer deutlicher wurde, bis endlich der alte Schaden während der Schulzeit oder in den Entwickelungsjahren erkannt wurde. Die Rachitis bildet das kausale, die später einsetzenden, komplexen schädigenden Faktoren das auslösende Moment für die Entwicklung derartiger Anomalien. Es ist ein nicht zu unterschätzendes Verdienst der neueren Orthopädie, die rachitische Natur vieler solcher „essentieller" Störungen der Wachstumsperiode, die früher allzu ausschließlich dem Schulunterricht zur Last gelegt wurden, richtig eingeschätzt zu haben.

Auf diese Weise ist man allmählich dazu gelangt, eine große, ätiologisch noch zur Rachitis gehörige Gruppe von Spätverbiegungen des Skeletts von den eigentlichen konstitutionellen oder essentiellen Überlastungsdeformitäten der späteren Wachstumsperiode abzutrennen, ohne irgendwie berechtigt zu sein, deswegen etwa von Spätrachitis zu sprechen. Eine zweite Gruppe von Wachstumsstörungen, die in der jüngsten Zeit von den essentiellen Deformitäten mit ebensoviel Recht abgetrennt worden ist, sind die Verbiegungen, die auf primären Formstörungen des Skeletts, d. h. auf angeborenen Mißbildungen einzelner Knochen beruhen. Hoffa, Kirmisson, O. Wyß, Schultheß, Böhm und andere haben als Ursache von Skoliosen und Kyphosen der Adoleszenzperiode kongenitale Verbildungen einzelner Wirbelkörper (mangelhafte Ausbildung oder partielle Verdoppelung), überhaupt kongenitale Achsenabweichungen der Wirbelsäule nachgewiesen. Möglicherweise ist ein Teil derselben auf intrauterine Belastungsdeformitäten zurückzuführen. Es ist klar, daß mit dem Nachweis der Kongenitalität einer Deformität jeder Gedanke an einen ursächlichen Einfluß der späteren Wachstumsperiode dahinfällt. — Bei vielen leicht ausgesprochenen Fällen der Art ist der Grad der vorhandenen Skelettdeformität anfänglich ein so geringfügiger, daß dieselben der Beachtung in den ersten Lebensjahren vollständig entgehen können. Sie zeigen also die nämliche Tendenz, auf die wir eben bei vielen, und zwar speziell bei gewissen **leichten, rachitischen** Knochenverbildungen der ersten Kindheit aufmerksam gemacht haben: Anfangs schwach ausgesprochen, prägen sie sich im Laufe der Jahre immer deutlicher aus und imponieren dann späterhin gern, wenn auch fälschlicherweise als frisch entstandene „essentielle" Wachstumsdeformitäten. Nach Böhm, dem wir wohl die eingehendsten Studien über diesen Gegenstand verdanken, findet dieses späte klinische Sichtbarwerden mancher kongenital angelegter Skelettabnormitäten seine Erklärung in der eigentümlichen physiologischen Formenentwicklung des menschlichen Skeletts im extrauterinen Leben.

Außer zahlreichen Fällen von sog. Scoliosis adolescentium rechnet Böhm auch gewisse Fälle von Coxa vara, von Pes valgus und von Genu valgum adolescentium in dieses Gebiet. Die relative Häufigkeit dieser kongenitalen Deformitäten und damit ihre Bedeutung für das ätiologische Verständnis mancher, bisher als konstitutionell (idiopathisch oder essentiell) aufgefaßten Verkrümmung der Wachstumsperiode ist erst durch die moderne systematische Röntgenuntersuchung aller einschlägigen Fälle ins rechte Licht gerückt worden.

Eine 3. Gruppe von Wachstumsdeformitäten der Adoleszenzperiode, die gelegentlich als Sondergruppe vom Gros der essentiellen Störungen abzugrenzen versucht worden ist, sind die sog. hereditären Formen. Es ist eine bekannte Tatsache, daß Knochenverkrümmungen in gewissen Familien zu Hause sind und daß die Kinder deformierter, speziell skoliotischer Eltern gerne zur nämlichen Lebenszeit, wie seinerzeit die Erzeuger, an der nämlichen Wachstumsstörung erkranken. Nach Eulenburg ist Vererbung in 25 Proz., nach Hoffa in 27,5 Proz. der Fälle nachweisbar.

Allein diese Vererbung ist keineswegs einheitlicher Natur. Es können einmal kongenitale Abnormitäten, Mißbildungen einzelner Knochen vererbt sein. Derartige Fälle gehören in die vorige Gruppe. Es kann aber auch die Rachitis vererbt sein und mit ihr die charakteristische Spätmanifestation leichter Rachitisresiduen in der spätern Wachstumsperiode, die wir in der 1. Gruppe besprochen haben. — Endlich aber können vererbt werden „ein schwaches Skelett im ganzen und gewisse Formeigentümlichkeiten, die, noch normal, für das Auftreten von spätern Deformitäten prädisponierend sein können". (Schultheß.) Mit Ausnahme gewisser kongenitaler Formfehler wird also nicht sowohl die Deformität selbst ererbt, als vielmehr eine spezifische Minderwertigkeit des ganzen Knochenbaus, sei dieselbe nun rachitischer oder sonstwie „konstitutioneller", d. h. vorläufig noch unbekannter Natur. Demnach erscheint es wenig zweckmäßig, die hereditären Formen als eine gesonderte ätiologische Gruppe, ähnlich wie die rachitische und die kongenitale, abzugrenzen von den übrigen nicht hereditären, essentiellen Wachstumsstörungen.

Richtiger ist es wohl, bei Anlaß der verschiedenen ätiologischen Momente dieser Spätstörungen auf die jeweilige Bedeutung der hereditären Belastung im Einzelfalle hinzuweisen und deren Möglichkeit in Rechnung zu ziehen.

Als wichtigstes Ergebnis unserer kursorischen Betrachtung der sog. essentiellen Überlastungsdeformitäten verdient hervorgehoben zu werden, daß es sich dabei um kein einheitliches Krankheitsbild, sondern um einen rein klinischen Sammelbegriff handelt, der in eine Anzahl Krankheitsgruppen zerfällt, die in ätiologischer, zum Teil auch in pathogenetischer Hinsicht ganz verschieden sind.

Nun kommen wir wiederum zum eigentlichen Ausgangspunkte unserer obigen Erörterung über die sog. essentiellen Überlastungsdeformitäten der spätern Wachstumsperiode zurück, nämlich zu der Frage, ob die Rachitis noch in anderer, als in der eben besprochenen Weise, nämlich in Form eines floriden rachitischen Erweichungsprozesses Anteil hat am Zustandekommen dieser Deformitäten. Nur in diesem Falle sind wir berechtigt, den Ausdruck Spätrachitis für den in Rede stehenden Rachitisprozeß zu gebrauchen. Denn die Rachitis stellt dann nicht bloß ein, oft viele Jahre zurückliegendes kausales oder prädisponierendes Moment dar für die komplexen Wachstumsverkrümmungen, wie wir sie in der Gruppe I als einfache Rachitisresiduen charakterisiert haben, sondern sie bildet die direkte auslösende Ursache für das Eintreten solcher Knochenverbiegungen in der Adoleszenzperiode. — Wir sind mit andern Worten verpflichtet, bejahenden Falls eine weitere ätiologische Untergruppe, diejenige der auf florider Rachitis oder auf echter Spätrachitis beruhende, vom Gros der essentiellen Deformitäten zu sondern.

Wie bereits angedeutet, sind die Ansichten der einzelnen kompetenten Forscher über Vorliegen und Häufigkeit einer floriden (spätrachitischen) Knochennachgiebigkeit als Grundlage essentieller Deformitäten zurzeit noch sehr geteilte.

Als Anhänger einer „lokalisierten" Spätrachitis im angeführten Sinne seien außer den eingangs bereits genannten (Ollier, Billroth, Mikulicz) von neueren Autoren noch angeführt Rupprecht, Kirmisson, Looser, Marfan. Ihnen schließen sich mit gewissen Einschränkungen Hoffa, Schanz, Riedinger, Bade u. a. an.

Umgekehrt bestreiten Hofmeister und Vierordt, späterhin auch Breus und Kolisko, Spitzy, Nikoladoni, Schultheß, neuerdings auch Böhm, Frangenheim u. a. die irgendwie erhebliche Bedeutung einer floriden Rachitis für das Zustandekommen von Verkrümmungen im spätern Wachstumsalter. Die Frage der Spätrachitis halten diese Autoren entweder noch nicht für spruchreif (Vierordt, Schultheß, Spitzy, Frangenheim) oder sie verwerfen jede Beteiligung einer solchen am komplexen Krankheitsbilde der sog. essentiellen Überlastungsdeformitäten (Böhm, Poncet und Leriche, Froelich). — Am schärfsten vertritt neuerdings wohl Böhm diesen ablehnenden Standpunkt. Dieser Forscher erkennt neben der kleinen Gruppe von essentiellen Deformitäten kongenitalen Ursprungs, im wesentlichen eigentlich nur noch eine große Gruppe rachitischen Ursprungs an. Für ihn liegt das Verständnis aller dieser Wachstumsverbiegungen begründet in der allmählich eintretenden Anpassung des wachsenden Skeletts an primäre (entweder kongenitale oder frühzeitig erworbene rachitische) Abweichungen in der Form bestimmter Knochen. Für die Annahme einer regelrechten Nachgiebigkeit des Skeletts während der spätern Wachstumsperiode sei dieselbe nunmehr rachitischer (i. e. spätrachitischer) oder unbekannter (sonstwie konstitutioneller*) Natur bleibt hiernach wohl kein Raum mehr. Strikte Anhänger dieser Anschauung werden mit J. Wolff eo ipso zu Gegnern eines me-

---

*) Mit dieser Ablehnung jeder spezifischen Plastizität des Skeletts während der spätern Wachstumsperiode steht Böhm übrigens, soviel wir das zu beurteilen vermögen, ziemlich isoliert da. Die meisten Autoren, auch alle die letztgenannten, die der floriden Spätrachitis keine Bedeutung beimessen für das Eintreten von Spätverkrümmungen, kommen nicht aus ohne die Annahme einer gelegentlichen pathologischen Knochenweichheit unbekannter Ätiologie. Speziell bezieht sich diese Annahme auf gewisse Fälle mit rasch eintretenden Knochenverkrümmungen, wie man sie gelegentlich bei schwächlichen, blutarmen Schulkindern oder auch bei jugendlichen Rekonvaleszenten von schwerer Krankheit beobachten kann. — Diese Formen waren schon im Jahre 1897 von Dolega als sog. „konstitutionelle" Deformitäten des 2. Lebensdezenniums von den übrigen Wachstumsstörungen abgegrenzt worden. Nach Schultheß zeigen die betreffenden Individuen (ausnahmslos Stadtkinder!) meist die Haltung des halbrunden Rückens mit leichter Dorsalskoliose oder linkskonvexer Lumbodorsalskoliose. Dieselben sind sehr beweglich mit überdehnbaren Gelenken, Cubitus valgus, Pes valgus und Genu valgum. Die Muskeln sind meist schlaff, brauchen es aber nicht zu sein. Gegen den von anderer Seite (z. B. neuerdings wieder von Spitzy, vgl. unten!) urgierten muskulären Ursprung der betreffenden „konstitutionellen" Deformitäten spricht nach Schultheß die Multiplizität der Knickungswinkel an der Wirbelsäule. In bezug auf die äußere Form lassen sich dieselben von echt rachitischen Deformitäten nicht unterscheiden, sondern nur durch ihr späteres Auftreten (erst im 10. oder 12. Lebensjahr, Schultheß). Schanz glaubt neuerdings diese asthenischen Formen von echt rachitischen Deformitäten des gleichen Alters, welch letztere er übrigens im Gegensatz zu Schultheß ätiologisch nicht bloß auf Rachitisresiduen, sondern häufig auch auf einen floriden spätrachitischen Prozeß zurückführt, unterscheiden zu können auf Grund ihres etwas abweichenden klinischen Verlaufes. Nach Schanz ist die Ursache aller dieser Deformitäten in einem chronischen Krankheitsprozeß des Knochengewebes zu suchen, der die Tragfähigkeit des Skeletts schädigt. Hierin folgt Schanz den Anschauungen Bézys, der seinerzeit eine besondere, von Rachitis ätiologisch ganz verschiedene, spezifische Knochennachgiebigkeit der Pubertätsperiode postulierte: die sog. „Ostéite de croissance". Trotz völliger, auch anatomisch-histologischer Übereinstimmung dieses unbekannten „konstitutionellen" Erweichungsprozesses mit dem von Rupprecht und Schmorl gezeichneten Bilde der floriden Rachitis (Spätrachitis) leugnet Schanz die Identität der beiden Vorgänge. Einen ähnlichen Standpunkt nimmt neuerdings auch Bade ein. Bade führt das X-Bein (Genu valgum) bei kleinen Kindern und bei Adoleszenten auf eine pathologische Plastizität (Osteoporose) der Knochensubstanz zurück, die entweder auf Rachitis oder auf exsudativer Diathese beruhe. Für das Zustandekommen der Coxa vara macht er eine Reihe ätiologischer Momente verantwortlich, unter anderm außer Rachitis auch einen „Erweichungs- und Entkalkungsprozeß des Knochens konstitutioneller Natur". — Wie deutsche Forscher, der modernen wissenschaftlichen Zeitströmung folgend, „konstitutionelle" Störungen unbekannter oder hypothetischer Art immer mehr und, wie uns scheinen will, oft unter zu starker Vernachlässigung des exakten histologischen Beweises in den Vordergrund rücken, so französische Forscher das infektiöse Moment. Poncet und Leriche, ebenso Froelich beschuldigen einen entzündlich infektiösen Knochenprozeß, der sehr oft auf Tuberkulose beruhe, als Ursache

chanischen Moments in der Ätiologie der Deformitäten und die Bezeichnung „Überlastungsdeformität" als unzutreffend überhaupt ablehnen.

Es ist nicht unsere Aufgabe, die Grundlagen dieser verschiedenen Auffassungen ausführlicher darzulegen und danach die Berechtigung jeder einzelnen abzuschätzen. Wir begnügen uns mit dem Hinweis auf die widersprechende Beurteilung, die das Vorkommen der uns hier allein interessierenden Rachitis tarda im Zusammenhang mit diesen Deformitäten bei den verschiedenen Autoren gefunden hat. Eine teilweise Erklärung für diese auffallend verschiedene Bewertung der ätiologischen Rolle der Rachitis tarda (d. h. also eines floriden rachitischen Erweichungsprozesses im Sinne unserer obigen Definition) darf unseres Erachtens darin erblickt werden, daß einzelnen der letztgenannten Autoren zurzeit ihrer maßgebenden Publikationen die jüngsten beweisenden Arbeiten Loosers und namentlich Schmorls über das Vorkommen eines histologisch unzweifelhaft zur Rachitis gehörigen, diffusen Erweichungsprozesses der Adoleszenzperiode noch nicht bekannt sein konnten.

Das trifft z. B. zu bei der mehrfach erwähnten, klassischen und erschöpfenden Bearbeitung der Rückgratsverkrümmungen durch W. Schultheß im Handbuch der orthopädischen Chirurgie von Joachimsthal, sowie bei der übersichtlichen und an gleicher Stelle erschienenen Darstellung der Lehre von den Deformitäten von Riedinger*). In beiden Publikationen geschieht des Vorkommens einer Rachitis tarda bloß Erwähnung als einer seltenen „spezifischen Epiphysenkrankheit des Adoleszentenalters", d. h. im Sinne der damals vorliegenden Angaben von v. Mikulicz und auf Grund der Kenntnis vereinzelter Beobachtungen

---

der nämlichen „konstitutionellen" Wachstumsdeformitäten, — während Spitzy (Wien) der Muskulatur kürzlich wieder einen sehr maßgebenden Einfluß auf ihr Zustandekommen zuschreibt: Muskelschwäche, namentlich aber bestimmte Störungen des physiologischen Muskelgleichgewichts sind neben der allmählichen Anpassung der Knochenform, spez. der labilen Wirbelsäule an Ermüdungsstellungen nach Spitzy, für das Eintreten mancher dieser einfachen Deformitäten der 2. Kindheit verantwortlich zu machen.

*) Inzwischen scheint Riedinger, wie wir einer gelegentlichen Bemerkung F. Langes in dessen ausgezeichnetem neuen Lehrbuch der Orthopädie entnehmen, von seiner damaligen skeptischen Beurteilung der Rachitis tarda doch etwas abgekommen zu sein und räumt derselben nunmehr einen größern Spielraum ein. Auch Schultheß ist auf Grund neuerer Erfahrungen geneigt, in gewissen Fällen von Wachstumsverkrümmungen einen lokalen Erweichungsprozeß des Adoleszentenskeletts, der möglicherweise auf Spätrachitis beruht, anzuerkennen. Wie wir einer freundlichen mündlichen Mitteilung dieses Forschers entnehmen, ist es namentlich die Gegend der Schenkelhalsepiphysen, sowie bestimmte Wirbelkörper, die derartige Veränderungen auf dem Röntgenbilde erkennen lassen. — Da die Rachitis, also auch die Spätrachitis vom anatomischen Standpunkte aus niemals als bloßes Lokalleiden, sondern immer als Affektion des ganzen Skeletts aufgefaßt werden muß, werden künftige Untersuchungen derartiger Fälle behufs Sicherung der Diagnose namentlich darauf gerichtet werden müssen, nicht nur am Orte der Verkrümmungen, sondern auch an den übrigen Knochen Zeichen von florider Rachitis nachzuweisen.

über die früher besprochene, sog. schwere Form dieser Affektion. Von einer das ganze Skelett gleichmäßig, eventuell sogar ohne klinisch manifeste Epiphysenschwellungen befallenden Allgemeinerkrankung im Sinne Schmorls wird nichts erwähnt. Auch den engen morphologischen Beziehungen zwischen Osteomalacie und Rachitis, die uns die beiden Affektionen heutzutage als identisch vom anatomischen Standpunkte aus aufzufassen erlauben mit der Spätrachitis als vermittelndes Bindeglied (Schmorl), konnte in dem betreffenden orthopädischen Standardwerke naturgemäß nicht in dem jetzt wohl allgemein üblichen Maße Rechnung getragen werden. W. Schultheß ist in der Frage Rachitis — Osteomalacie noch überzeugter Dualist. So erklärt sich wohl auch der Umstand, daß Schultheß eine besondere osteomalacische Skoliose von den übrigen konstitutionellen (i. e. rachitischen) Formen abtrennt und als gesonderte Form weiter bestehen läßt, anstatt dieselbe mit der rachitischen zusammen in seiner großen Gruppe der osteopathisch funktionellen Deformitäten zu vereinigen.

Dem Ausstehen der beweisenden, erst in der Folgezeit erschienenen Arbeiten Schmorls darf gewiß ein Teil, sicher aber nicht die ganze Schuld beigemessen werden für die verbreitete Skepsis hinsichtlich der ätiologischen Bedeutung einer Spätrachitis für die Entstehung gewisser essentieller Deformitäten der Wachstumsperiode. Die Ursachen dieser Skepsis liegen tiefer. Sie liegen begründet in der berechtigten Scheu, die von Schmorl in vereinzelten Fällen erhobenen Befunde zu verallgemeinern und auf die Großzahl der konstitutionellen (essentiellen) Wachstumsstörungen der Adoleszenten zu übertragen. Schmorl selbst verwahrt sich übrigens gegen einen derartigen Versuch (l. c. S. 206). Zum mindesten bezeichnet er ihn als verfrüht.

In dieser Scheu vor Verallgemeinerung begegnen sich sowohl die Anhänger der Lehre von der unbegrenzten Anpassungsfähigkeit des Skeletts an primäre Abweichungen in Form und Haltung und vom bloß prädisponierenden Einfluß der (überstandenen) Rachitis auf das Entstehen späterer Deformitäten (Hauptvertreter Böhm), als auch die Verteidiger einer spezifischen Plastizität des Knochengerüsts konstitutioneller, wenn auch nicht ausschließlich floridrachitischer Natur bei den gefährdeten Adoleszenten (Schanz, Poncet, Froelich, Spitzy, Frangenheim, Bade und viele andere).

Jene können sich zur Stütze ihres ablehnenden Standpunkts auf die notorische Spärlichkeit einwandfreier anatomischer Untersuchungen über das Vorliegen florider Rachitis bei sog. „habituellen" Deformitäten berufen und andererseits auf die heute allgemein zugestandene Bedeutung alter, in der ersten Kindheit überstandener Rachitis für die spätere Konfiguration des Skeletts.

Diese verfügen zwar einstweilen noch über keine beweisenden anatomischen Befunde hinsichtlich der von ihnen postulierten konstitutionellen Plastizität „andrer als rachitischer Natur."

Sie stützen sich aber auf die alte klinische Erfahrungstatsache vom akuten Eintreten „essentieller" Deformitäten im Anschluß an

Anämie, Krankheiten und Schwächezustände aller Art*) und erwarten von der künftigen anatomischen Forschung eine Klärung des Wesens dieser abnormen Nachgiebigkeit des Adolescentenskeletts.

Beider Argumente gipfeln in dem Verlangen, **einen floridrachitischen Erweichungsprozeß nie anders als in Ausnahmsfällen verantwortlich zu machen für das Eintreten einer „essentiellen" Deformität** und warnen vor Überschätzung der ursächlichen Rolle einer Spätrachitis in diesem Zusammenhang.

Suchen wir, unter Berücksichtigung der zum Teil noch sehr divergenten Anschauungen der Autoren, sowie auf Grund unserer eigenen, vorerst freilich noch bescheidenen Erfahrungen auf diesem vielumstrittenen Gebiet ein Urteil zu gewinnen über die mutmaßlichen Beziehungen der Spätrachitis zu den sog. erworbenen „essentiellen" Deformitäten der spätern Wachstumsperiode, so glauben wir ungefähr folgendes sagen zu dürfen: Die Ätiologie der erworbenen „essentiellen" Deformitäten der Wachstumsperiode ist nicht einheitlicher, sondern **komplexer Natur.** Neben einem florid rachitischen Prozeß, der zweifellos in einzelnen Fällen deren **ausschließliche Ursache** bildet, müssen wir für die Mehrzahl der Fälle von Belastungsdeformitäten anderweitige ätiologische Momente zulassen: **Anpassung der Wachstumsrichtung bestimmter Knochen an kongenitale oder frühzeitig erworbene rachitische Skelettveränderungen, vielfach auch Anpassung des Skeletts an Ermüdungshaltungen bei mangelhaft funktionierender Muskulatur,** wobei entzündliche oder konstitutionelle Knochenveränderungen unbekannter Ätiologie nicht ausgeschlossen werden können.

Was speziell die überragende Rolle betrifft, die die Rachitis nach allgemeinem Dafürhalten in der komplexen Ätiologie der sog. essentiellen Deformitäten spielt, so darf uns deren Kenntnis nicht dazu verleiten an Stelle des Wortes Rachitis einfach die Bezeichnung Spätrachitis zu setzen.

Vielmehr ist unter Spätrachitis stets ein **florider, die Konsistenz des ganzen Skeletts****) **vermindernder Erweichungsprozeß** der

---

*) Neuerdings wird in diesem Zusammenhang außer Tuberkulose auch die exsudative Diathese (Czerny) erwähnt (vgl. Bade im Lehrbuch der Orthopädie von Lange. 1914).

) Es ist sehr wohl denkbar und nach Analogie ähnlicher Verhältnisse bei der floriden Rachitis des jungen Kindes auch verständlich, daß diese Spätrachitis gewisse, etwa besonders rasch wachsende oder funktionell vermehrt in Anspruch genommene Skelettpartien (Wirbelsäule, Schenkelhals, Kniegelenke usw.) in stärkerem Maße befällt als das übrige Skelett und dadurch einen **lokalen Rachitisprozeß bloß vortäuscht. Das wird namentlich im Beginn des Leidens und bei leichtem Verlauf der Fall sein. Aus diesem Grunde haben wir auch die von Ollier (Deydier) stammende Bezeichnung „lokale Form" der Rachitis tarda für diese leichten Fälle beibehalten.

Ob wir aber berechtigt sind bei jedem, nachgewiesenermaßen auf einen oder auch auf mehrere Knochen lokalisierten Erweichungsprozeß der spätern Wachstumsperiode klinisch ohne weiteres von Spätrachitis zu sprechen, steht

Knochensubstanz zu verstehen, der in anatomisch-histologischer und röntgenologischer Hinsicht an die bekannten charakteristischen Bilder der floriden Rachitis des jungen Kindes erinnert und der sich nur durch sein spätes Einsetzen von letzterer unterscheidet. Und zwar sprechen wir von Spätrachitis, gleichgültig ob es sich um eine **frisch einsetzende Malacie der späteren Wachstumsperiode** handelt, oder um einen, aus der ersten Kindheit bis in das zweite Lebensdezennium hinübergeschleppten, sog. **inveterierten (Schmorl) rachitischen Prozeß**.

Augenscheinlich hat nun die Großzahl der mit Recht oder Unrecht auf Rachitis als ausschließliches ätiologisches Moment zurückgeführten Fälle von Belastungsdeformitäten **nichts zu tun mit einem derartigen floriden rachitischen Erweichungsprozeß**. Sondern die Bedeutung der Rachitis für das Zustandekommen derartiger Deformitäten ist in der überwiegenden Mehrzahl in einer ganz anderen Richtung zu suchen:

Genau wie bei gewissen schweren, sicher rachitischen Knochenverbildungen der späteren Kindheit — (Hühnerbrust, fixierte Kyphoskoliosen mit Torsion und Rippenbuckel, Zwergwuchs, Caput quadratum usw.) — handelt es sich auch bei der Großzahl der „essentiellen" Wachstumsdeformitäten um **bloße Residuen eines längst abgelaufenen und ausgeheilten Skelettprozesses**, dessen echt rachitische Natur nur deshalb nicht so deutlich in die Augen springt wie bei den erst genannten schweren Skelettverbildungen vieler älterer Kinder, weil die ursächliche Rachitis bei den „essentiellen" Verbiegungen der Adoleszentenperiode eben bloß eine leichte, etwa auf das Säuglingsalter beschränkte gewesen ist. Derartige Rachitisfälle werden im floriden Stadium von den Angehörigen, nicht selten auch von den Ärzten vollständig übersehen. Die betreffenden Kinder gelten im spätern Leben gemeinhin als völlig normale Individuen ohne rachitische Antezedenzien und ohne rachitische Stigmata. Das ist aber nicht der Fall. Wie Verf. durch spätere Kontrolluntersuchungen derartiger Säuglinge nachgewiesen hat, **heilt die Rachitis, und sei es auch die leichteste, klinisch oft nur einige Wochen manifeste Schädelrachitis niemals aus, ohne Hinterlassung irgendwelcher, bleibender Spuren am Gesamtskelett**. Berücksichtigen wir außerdem die ungeheure Häufigkeit der Säuglingsrachitis (80 Proz. bis 90 Proz. je nach dem sozialen Milieu des Säuglingsmaterials!), so werden wir uns über die Häufigkeit leichter und leichtester Rachitisresiduen in den spätern Kinderjahren und in der Pubertätszeit nicht mehr verwundern. Freilich diese Residuen wollen sorgfältig und mit Sachkenntnis am Skelett gesucht werden. Leichte Abweichungen der Wirbelsäule von der Geraden, Abflachung oder abnorm starke Krümmung

---

mangels überzeugender histologischer Untersuchungen derartiger Fälle einstweilen noch aus. Wir möchten bezweifeln, daß es sich in solchen Fällen immer um Rachitis handelt. Vielleicht spielen gerade in derartigen Fällen anderweitige zur Zeit noch unbekannte, „konstitutionelle" Schädigungen mit. Frangenheim, Lange, Bade und andere fanden bei Gelegenheit operativer Eingriffe an derartigen nachgiebigen Knochen, z. B. am Schenkelhals, keine rachitischen Veränderungen bei der histologischen Untersuchung ihrer Präparate.

einzelner Partien der Brustwirbelsäule, Thoraxasymmetrien, Kopf-, Zahnverbildungen, seltener Beckenanomalien oder ausgesprochene Verbiegungen einzelner Extremitätenknochen, oder gar Vorstehen der Epiphysen sind ihre untrüglichen Kennzeichen. — Im allgemeinen haben dieselben die Tendenz, sich mit fortschreitendem Wachstum **eher zu verstärken**, als zu verschwinden. Infolge kräftigerer Entwicklung der Muskulatur und der Weichteile (Fettansatz) macht ihr Auffinden mit steigenden Jahren jedoch immer größere Mühe, so daß man oft fälschlicherweise geneigt ist, ein Verschwinden derselben anzunehmen. — Alle diese Rachitisresiduen am Skelett legen nicht nur Zeugnis ab vom Vorhandengewesensein eines floriden Erweichungsprozesses, sondern sie stellen höchstwahrscheinlich auch **Loci minoris resistentiae** in dem Sinne dar, als sie Neigung zeigen zu **statischer Verstärkung** speziell anläßlich der gesteigerten physiologischen Wachstumsenergie, deren Sitz das Adoleszentenskelett ist, wobei einseitige Belastung, Muskelschwäche[*]), berufliche und infektiöse Schädigungen aller Art als erschwerende Hilfsmomente mitwirken.

Schon Vierordt bemerkt in dieser Hinsicht sehr richtig, daß abgelaufene leichte Wirbelsäulenrachitis, z. B. unbedeutende skoliotische Verbiegungen, wenn dieselben unbeachtet geblieben sind, oder wenn zu früh größere Anforderungen an die debile Wirbelsäule gestellt werden, später zu stärkern Verbiegungen der Wirbelsäule führen können. Ähnliche Beobachtungen macht man auch an andern Teilen des Skeletts. Auf solche Weise wird man sich das Zustandekommen des Gros der „essentiellen" Belastungsdeformitäten vorstellen dürfen. Damit stimmt überein, daß histologische Untersuchungen derartiger Knochen, wie sie bei Gelegenheit operativer Eingriffe zu orthopädischen Zwecken nicht so selten ausgeführt werden können, in der Regel **keinen pathologischen Befund**, speziell keinen malacischen oder echt rachitischen Prozeß ergeben haben (Frangenheim, Lange und andere).

Wir sind also nicht berechtigt, die betreffenden Wachstumsverkrümmungen, oder auch nur die Mehrzahl derselben mit einem frisch einsetzenden rachitischen Erweichungsprozesse in Verbindung zu bringen und ohne zwingende Gründe mit Rupprecht, Kirmisson, Marfan und anderen „Rachitis tarda" zu diagnostizieren.

Zum mindesten würde in diesem Falle die Bezeichnung „Rachitis tarda" ihre bisherige, von uns absichtlich in den Vordergrund gerückte Bedeutung zur Charakterisierung eines floriden Rachitisprozesses verlieren. Sie würde zu einem bloßen Sammelbegriff für alle späteren Wachstumsdeformitäten ursprünglich rachitischen Ursprungs, zu welchen, wie wir gesehen haben, die Großzahl der sog. essentiellen oder habituellen Deformitäten sowieso gehören. Eine **differential diagnostische Bedeutung** käme dem Namen „Rachitis tarda" unter diesen Umständen nicht mehr zu. An dieser festzuhalten und damit an dem Gedanken an einen floriden Erweichungsprozeß des Gesamtskeletts

---

[*]) Nach Schultheß und Spitzy speziell überdehnte, zu lange Muskeln!

rachitischer Natur, handle es sich nun um eine erstmals frisch einsetzende, um eine nach jahrelanger Latenzperiode exazerbierende oder um eine aus der ersten Kindheit ins Pubertätsalter hinübergenommene (inveterierte) Rachitis, erscheint unbedingt notwendig, um das spezifische dieser Spätmalacie gegenüber den oben besprochenen ordinären Rachitisresiduen der gleichen Altersperiode klar zum Ausdrucke zu bringen.

Täuscht nicht alles, so ist diese echte Spätrachitis im Gegensatz zu den ungemein verbreiteten Rachitisresiduen, keine häufige Erscheinung. Es ist möglich, sogar wahrscheinlich, daß bei intensiverer Aufmerksamkeit in Zukunft immer mehr derartige Fälle werden bekannt und beschrieben werden. Sehr reichhaltig dürfte die Ausbeute aber kaum sein. — Andernfalls wäre nicht recht einzusehen, weshalb die Mikuliczschen, namentlich aber die wichtigen Schmorlschen Befunde auf pathologisch-anatomischen Gebiet bisher fast vereinzelt geblieben sind und nicht schon längst von vielen Seiten bestätigt und ergänzt worden sind. — Erfahrene pathologische Anatomen, mit denen Verf. gelegentlich über die Frage der Spätrachitis und über ihre Beziehungen zu den Wachstumsdeformitäten der Adolescenzperiode zu sprechen Gelegenheit hatte, äußerten sich sehr zurückhaltend über diesen Gegenstand und beklagten den Magel an eigenen Erfahrungen.

Unter diesen Umständen wäre es verfrüht, heute schon definitiv Stellung zu nehmen zu dieser wichtigen Frage. Wir begnügen uns mit dem Hinweis auf die Wünschbarkeit weiterer, namentlich systematischer pathologisch-anatomischer Untersuchungen derartiger Knochen, von denen allein mit der Zeit befriedigender Aufschluß zu erwarten ist.

Anschließend mögen uns noch einige Bemerkungen über die klinische Diagnose dieser leichten oder „lokalisierten" (Deydier) Formen der Spätrachitis gestattet sein.

Zu ihrer Erkennung und Unterscheidung von den zahlreichen, anderweitigen „essentiellen" Wachstumsstörungen der gleichen Altersperiode wäre die Aufmerksamkeit in erster Linie auf folgende 3 Punkte zu richten:
1. Auf den akuten oder subakuten Beginn.
2. Auf die Schmerzhaftigkeit der betreffenden Knochenpartien oder auch anderer Skelettbefunde.
3. Auf begleitende Störungen der Gesamtkonstitution (Blässe, leichte Ermüdbarkeit, eventuell Wachstumsstillstand).

In den Schilderungen der Autoren, die Gelegenheit hatten eine größere Anzahl derartiger Individuen, worunter auch leichteste Fälle, längere Zeit genau zu verfolgen — einzelne der von v. Mikulicz, von Schüller, Tobler u. a. angeführte Fälle! — kehren Angaben obiger Art regelmäßig, oft als einzige Krankheitssymptome wieder.

Trotz ihrer Unbestimmtheit dürften dieselben, eventuell im Verein mit einer guten Röntgenaufnahme der betreffenden Skeletteile, noch am ehesten geeignet sein, der Diagnose auf die richtige Spur zu verhelfen. Als weiteres klinisches Symptom, das namentlich bei Fällen die mit ausgesprochener Lordose der Lendenwirbelsäule einhergehen, nicht so selten beobachtet wird, bezeichnen Hutinel, Jehle u. a. das Vorkommen von orthostatischer Albuminurie. Ferner legt Marfan Gewicht auf das gleichzeitige Bestehen hartnäckiger dyspeptischer Erscheinungen. — Abnorme Schweißbildung wird nur ausnahmsweise erwähnt. Die Hauptsache wird immer sein, an die Möglichkeit des Vorliegens einer leichten Spätrachitis zu denken und seine Untersuchung speziell auf diesen Punkt zu richten. Auch beim Fehlen charakteristischer klinischer Symptome, wie Epiphysenschwellungen, stärkerer Knochenschmerzen oder gar Verkrümmungen einzelner Knochen, wie sie den höheren Graden des Leidens eigen sind, sollte die Erkennung der eigentümlichen Krankheit in vermehrtem Maße, als das zurzeit noch der Fall ist, möglich sein. Es ist kaum zweifelhaft, daß manche, leichte oder abortiv verlaufende Fälle von Spätrachitis übersehen, oder was wahrscheinlicher ist, verkannt und unter einem andern Namen, etwa als hartnäckige rheumatische Affektionen behandelt werden. Auch ex juvantibus, d. h. aus dem günstigen Einfluß einfacher Ruhe, vermehrter Schonung, verbesserter Lebensbedingungen — Berufswechsel, Landaufenthalt, sorgfältigere Ernährung, ganz abgesehen von spezifischer Behandlung durch Lebertran oder Phosphorpräparate! — läßt sich gelegentlich ein Anhaltspunkt erwarten für die Erkennung der wahren Natur des Leidens.

Daß anatomisch schon recht auffällige, florid-rachitische Knochenveränderungen unter Umständen vereinbar sind mit einem gar nicht, oder jedenfalls nur sehr wenig ausgesprochenen klinischen Krankheitsbilde, beweisen gerade die interessanten Schmorlschen Untersuchungen an 4 Halbwüchsigen. Sämtliche waren an beliebigen, zum Teil akuten Krankheiten gestorben. Die nachgewiesene Spätrachitis scheint einen zufälligen Nebenbefund bei der Sektion gebildet zu haben, ohne daß intra vitam klinische Symptome bestanden haben, die irgendwie der Beachtung wert gehalten wurden. Sollten sich entsprechende Beobachtungen häufen, so würde dadurch die Ansicht derjenigen oben erwähnten Autoren an Gewicht gewinnen, die (Rupprecht, Kirmisson, auch Marfan) in der Rachitis tarda eine häufige, wenn auch eine unerkannt verlaufende Krankheit der Wachstumsperiode und die gewöhnliche Ursache der „essentiellen" Wachstumsstörungen erblicken. — Wir vermögen uns aus Gründen, die wir oben genauer ausgeführt haben, dieser Auffassung einstweilen nicht anzuschließen.

Die Ätiologie der Spätrachitis.

Die Ätiologie der Spätrachitis, sowohl der leichten als der nur graduell davon verschiedenen schweren Form, ist womöglich noch dunkler, als die Ätiologie der gewöhnlichen infantilen Rachitis.

Tobler, der bei seinen mehrfach erwähnten Fällen der ätiologischen Seite ein besonderes Augenmerk schenkte, kommt zu einem vollständig negativen Resultat. Weder besteht eine nennenswerte familiäre oder hereditäre Disposition, noch lassen sich spezifische schädigende Einflüsse etwa alimentärer oder toxischer Natur für den Ausbruch einer Spätrachitis mit Sicherheit verantwortlich machen. — Gelegentlich wird zwar die Nahrung als ungenügend oder als einseitig geschildert. Und Marfan spricht geradezu von vorhergehender, auslösender Magendarmerkrankung. Auch werden die Wohnungsverhältnisse derartiger Individuen häufig als eng und besonders als feucht geschildert. Diesem letzten Faktor, im Verein mit ungenügendem Luftgenuß und mangelhafter Bewegung im Freien, kommt tatsächlich vielleicht eine gewisse Bedeutung zu für den Ausbruch einer Spätrachitis.

Verallgemeinern lassen sich aber diese ätiologischen Momente, die ja auch bei der gewöhnlichen Rachitis infantum eine Rolle spielen, deshalb nicht, weil wir der Spätrachitis auch bei gut situierten Individuen und unter hygienisch völlig einwandfreien Wohn- und Existenzbedingungen begegnen. Immerhin würde der schädigende Einfluß solcher lokaler „domestizierender" (v. Hansemann) Faktoren noch die plausibelste Erklärung bilden für das gehäufte Auftreten von Spätrachitis bei Insassen der gleichen Anstalt oder Wohngenossenschaft, wie das schon mehrfach in der Literatur beschrieben worden ist.

Der Umstand, daß Spätrachitis meist mit Wachstumsstillstand und mit infantilistischen Symptomen (Hypoplasie der Genitalien, Ausbleiben der sekundären Geschlechtscharaktere) einhergeht, legte ferner die Annahme nahe einer ursächlichen Störung gewisser Drüsen mit innerer Sekretion, speziell der Keimdrüsen.

Allein diese Annahme ist einstweilen ganz hypothetisch und trotz des wahrscheinlichen, regulierenden Einflusses der Hormone einer Reihe von innersekretorischen Drüsen auf den Kalkstoffwechsel und auf das Knochenwachstum kaum geeignet, das Wesen der Sache ganz zu erklären. Vom anatomischen Standpunkte aus beruht der Wachstumsstillstand bei Spätrachitis auf den gleichen Ursachen (auf mangelhafter endochondraler Knochenbildung), wie bei der gewöhnlichen Rachitis. Für diese letztere aber ist von Einzelnen (z. B. von Stocker), und zwar wie wir glauben möchten, mit gleich wenig zwingenden Gründen nicht sowohl eine Hypofunktion, als vielmehr eine Hyper- oder Dysfunktion der Keimdrüsen postuliert worden. Nach den neuesten Ergebnissen der experimentell-pathologischen Thymusforschung (Basch, Klose, Vogt, Matti), schiene uns die Annahme einer ursächlichen Störung der Thymusfunktion für das Eintreten der Spätrachitis naheliegender zu sein, als diejenige einer ursächlichen Störung der Keimdrüsenfunktion. — Doch läßt sich auch damit, wie mit jedem isoliert in den Vordergrund gerückten ätiologischen Rachitismoment im Grunde nicht viel anfangen, da jede Verallgemeinerung notwendig an der Komplexheit der ätiologischen Rachitisfaktoren scheitert.*)

---

*) Dürfte auch den meisten, bisher oft etwas leichthin als kausal bezeichneten ätiologischen Rachitismomenten (wir denken speziell an die Schädigungen

Nur andeutungsweise sei noch auf die Möglichkeit eines infektiösen Ursprungs speziell der Spätrachitis hingewiesen. Das gelegentliche explosionsartige Auftreten derartiger Fälle in Anstalten legt diese Annahme vielleicht besonders nahe. Morpurgo, die französische Schule, neuerdings Archangeli u. a. halten an der infektiösen Natur des rachitischen (osteomalacischen) Krankheitsbildes jedes Alters nach wie vor mit Überzeugung fest (Rachitishäuser) und wollen bekanntlich bestimmte, nicht pyogene, kapsellose Mikrokokken als Rachitiserzeuger nachgewiesen haben.

Es hat keinen großen Wert, näher auf diese oder alle weiteren Rachitistheorien einzugehen, da bisher keine einzige in jeder Hinsicht befriedigt hat. Nur ein Punkt möge zum Schluß noch kurz erwähnt werden: Die in der Literatur über Spätrachitis vielfach diskutierte Frage, ob die Rachitis tarda in einem gegebenen Falle die erste nachweisbare Rachitiserkrankung bildet, oder ob das betreffende Individuum schon als Kind einmal rachitisch gewesen ist, scheint uns eine Streitfrage von nebensächlicher und im Grunde von rein akademischer Bedeutung.

Bedenken wir die ungeheure Häufigkeit der Rachitis im ersten Lebensjahre, speziell die vielen undiagnostiziert bleibenden Fälle von

---

alimentärer, infektiöser und toxischer Natur, die dem Ausbruch einer Rachitis unmittelbar vorausgehen!) im Grunde nicht sowohl kausale, als vielmehr auslösende Bedeutung zukommen, so wirken dieselben doch sämtlich viel zu sehr schädigend auf den ganzen Organismus, d. h. auf sämtliche Organe und Organsysteme ein, nicht bloß auf das Parenchym gewisser Drüsen mit innerer Sekretion, als daß wir uns die resultierende Rachitis als eine bloße Reaktion auf die gleichzeitige Mitschädigung eines einzigen parenchymatösen Organs oder einer Drüse mit innerer Sekretion vorstellen könnten. Diesem naheliegenden Einwand trägt freilich die neuere Lehre von den wechselseitigen Beziehungen der verschiedenen endokrinen Drüsen untereinander bis zu einem gewissen Grade Rechnung. Alle diese Drüsen, Thymus, Keimdrüsen, Epithelkörperchen, Nebennieren, Thyreoidea, Hypophyse stehen in einem bestimmten Abhängigkeitsverhältnis zueinander und wirken unter physiologischen Verhältnissen ausgleichend auf den Verlauf der Stoffwechselvorgänge (Falta, Rudinger, Cristofoletti, Bab, Stoeltzner, Stocker und viele andere). Ist zurzeit über diese Organkorrelationen auch noch wenig Sicheres bekannt, so ist doch sehr wahrscheinlich, daß es sich nicht sowohl um eine Schädigung einer, sondern mehrerer endokriner Drüsen handeln muß, sofern eine Allgemeinerkrankung wie die Rachitis zustande kommen soll. So vermutet neuerdings Aschenheim auf Grund eigener Untersuchungen über den Kalkstoffwechsel und sorgfältiger kritischer Würdigung anderweitiger Ergebnisse als Ursache der Rachitis eine Gleichgewichtsstörung in der Funktion derjenigen endokrinen Drüsen, die den Salzstoffwechsel beherrschen (Thymus, Keimdrüsen, Nebennieren, wobei speziell die Störung der Thymusfunktion im Vordergrunde stünde). Eine solche Auffassung sichert wenigstens einen Ausweg aus dem obenerwähnten Dilemma und befriedigt gleichzeitig unser Kausalitätsbedürfnis. Ob aber außer der Funktionsstörung dieser oder auch aller endokrinen Drüsen durch eine vorausgängige alimentäre, toxische oder infektiöse Schädigung nicht noch anderweitige Organe oder Organsysteme (wir denken hier mit Aschenheim speziell an das Knochenmark, mit Marfan an das ganze hämatopoetische System, mit Pommer und Czerny an das Zentralnervensystem) direkt geschädigt werden müssen, um diejenige Allgemeinerkrankung auszulösen, die wir Rachitis nennen, bleibt doch wohl einstweilen noch eine offene Frage.

leichter Kraniotabes, die rasch ausheilen und deren unbedeutende, obgleich unausbleibliche Folgen späterhin nur dem genauen Kenner der einschlägigen Verhältnisse nicht gänzlich zu entgehen pflegen; bedenken wir andererseits den zweifelhaften Wert der Anamnese für den sicheren Ausschluß einer Rachitis während der ersten Kindheit, so werden wir die Möglichkeit, ja Wahrscheinlichkeit einer überstandenen leichten Rachitis sozusagen bei niemandem mit absoluter Sicherheit ausschließen können. Wer also eine floride Spätrachitis stets und unter allen Umständen als einfaches Spätrezidiv einer vorausgegangenen, gewöhnlichen Rachitis der ersten Kindheit auffassen will (ähnlich wie heutzutage die sog. Lues hereditaria tarda allgemein und mit Recht als Spätmanifestation einer verkannten Lues congenita betrachtet wird), kann unseres Erachtens nicht wohl widerlegt werden.

Das auf diese Weise gewonnene Verständnis für den Zusammenhang der Spätrachitis mit einer vorausgegangenen Rachitis der ersten Kindheit erleichtert wiederum das Verständnis für die engen Beziehungen der Spätrachitis zur Osteomalacie des reifen Alters. Patholologisch-anatomisch ist der Prozeß am Skelettsystem zu allen Zeiten der nämliche. Augenscheinlich gibt es weder eine scharfe Scheidung zwischen Früh- und Spätrachitis, noch überhaupt eine bestimmte Altersgrenze für den rachitischen Krankheitsprozeß nach oben. Das beweisen auch die schweren inveterierten Formen der gewöhnlichen Rachitis, von denen der oben referierte Fall Loosers ein klassisches Beispiel bildet. Rachitis des jungen Kindes, Spätrachitis und Oesteomalacie verschmelzen in diesem Falle zu einem gemeinsamen, über 20 Jahre dauernden Krankheitsbilde, während diese Krankheitstypen sonst durch Jahre und Jahrzehnte völligen Wohlbefindens (symptomlose Latenzperioden) voneinander geschieden zu sein pflegen und dadurch oft allzusehr den Eindruck ungleichartiger, voneinander ganz unabhängiger Krankheitszustände erwecken. Nach wie vor bleibt es aber unklar, weshalb sich nur in vereinzelten Fällen der sonst an die Zeit des intensivsten Knochenwachstums und des stärksten Anwuchses geknüpfte rachitische Krankheitsprozeß noch einmal wiederholt zu einer Zeit, wo das Skelett längst fest geworden ist und wo die allgemeinen Ernährungs- und Existenzbedingungen des Individuums ganz andere und viel gesichertere geworden sind, als in der ersten Kindheit.

Prognose.

Die Prognose der Rachitis tarda ist im allgemeinen eine gute, sowohl bezüglich der lokalen Veränderungen am Skelett, als auch in bezug auf das Allgemeinbefinden. Bei sachgemäßem Verhalten sieht man die Symptome des floriden Knochenleidens (Schmerzen, Gehstörung, Schwellungen der Epiphysen, Anämie) allmählich wieder zurückgehen und es pflegt völlige Heilung einzutreten. Namentlich bei den leichten Graden des Leidens scheint dieser günstige Ausgang Regel zu sein. — Nicht so günstig verlaufen die schwereren Formen, besonders die allerschwersten, die unter dem Bilde der sog. juvenilen Osteomalacie verlaufen. Völlige Restitutio ad integrum ist hier nur ausnahmsweise zu erwarten. Die Dauer der Krankheit, vielfach von Remissionen und Exazerbationen unterbrochen, pflegt sich über Jahre, gelegentlich über Jahrzehnte zu erstrecken. Völlige Heilung ist zwar auch hier nicht ausgeschlossen, doch wird man in diesem Falle mit bleibender Wachstumseinbuße, mit zurückbleibenden Verkrümmungen einzelner Gliedmaßen, mit einem Zustande verschieden schwerer Krüppelhaftigkeit rechnen müssen.

Therapie.

Die Therapie muß in allen frischen Fällen die möglichste Schonung und Ruhe des erkrankten Skeletts im Auge behalten. Nichts wäre verkehrter, als Individuen mit Symptomen von florider Rachitis tarda aktiv mit Bewegungstherapie, Gymnastik oder mit forzierter Massage zu behandeln. Diese, bei abgelaufener Rachitis neben redressierenden Maßnahmen und zeitweiser Ruhigstellung der Deformitäten in Überkorrektion, gewiß souveränen Behandlungsmethoden, würden bei florider Spätmalacie des Skeletts nur Schaden stiften.

Die Behandlung dieser deckt sich vollständig mit derjenigen der gewöhnlichen Rachitis des jungen Kindes. Neben Allgemeinmaßnahmen wie Sorge für gute trockne Wohnung, reichlichen Genuß von frischer Luft (Besonnung), nahrhafte und reichliche Kost, kommt hier vor allem möglichste Entlastung des minderwertigen Skeletts in Frage (Liegekuren, womöglich im Freien, kombiniert mit Besonnung; Aufenthalt an der See, auf dem Lande, im Hochgebirge). Ein Berufswechsel wird immer von Vorteil, oft kaum zu umgehen sein. Bei den meist prekären häuslichen Verhältnissen der betreffenden halbwüchsigen, dem Arbeiterstande angehörigen Individuen dürfte Krankenhausbehandlung, wenigstens im Beginn und bei allen schwereren Graden des Leidens von entschiedenem Nutzen sein. Allgemein gerühmt wird der spezifische Effekt einer systematischen Kur mit Phosphorlebertran. Unter dem Einfluß des Phosphorlebertrans sahen Schüller und neuerdings namentlich Tobler die zum Teil schweren spätrachitischen Erscheinungen bei ihren zahlreichen Patienten anstandslos zurückgehen. Seit den schönen Untersuchungen Birks und Schabads wissen wir, daß der Lebertran für sich allein, namentlich aber in Kombination mit anorganischem Phosphor die Kalkretention des Rachitikers günstig beeinflußt, und daß die negative Kalkbilanz bei florider Rachitis unter fortwährendem Gebrauche von Phosphorlebertran allmählich in eine positive verwandelt wird. Diese günstige Wirkung des Phosphorlebertrans auf den Kalkstoffwechsel des Rachitikers ist nach Schabad eine so gesetzmäßige, daß ex juvantibus geradezu auf die Richtigkeit der Diagnose „floride Rachitis" geschlossen werden darf. So hat z. B. dieser Autor in einem Falle von anscheinender Spätrachitis diese Diagnose wieder fallen gelassen, als der vom Lebertran erhoffte Erfolg auf die Kalkretention nicht eintrat und jede Besserung ausblieb. Tatsächlich gelang Schabad durch die nachträgliche histologische Skelettuntersuchung des inzwischen verstorbenen Patienten der Nachweis, daß die Kalkablagerung durchgehends eine reichliche war, daß von rachitischen Veränderungen in den betreffenden Knochen und am Knorpel nichts nachzuweisen, die Knochenaffektion somit gar nicht als Rachitis anzusprechen war. — In den seltenen Fällen, wo Phosphorlebertran nicht ertragen wird, oder auf unüberwindlichen Widerwillen bei den Patienten stößt, kann man auch die officinelle 50 proz. Lebertranemulsion versuchen (3 mal täglich 1 Kaffeelöffel, bei Adoleszenten 3 mal täglich 1 Eßlöffel!). Auch damit lassen sich oft sehr gute Erfolge erzielen, die speziell bei ältern Kindern und bei Halbwüchsigen den mit Phosphorlebertran erzielten nach den Erfahrungen des Verfassers kaum nachstehen.

Zurückbleibende Verkrümmungen einzelner Knochen sind auf chirurgisch-orthopädische Weise zu behandeln; — aber immer erst dann, wenn das Skelett wieder hart geworden ist. —

Inhalt des III. Bandes.

IV u. 628 S. gr. 8°. Preis M. 18,—; in Halbleder gebunden M. 20,50.

Die Polyurien. Von Prof. Dr. S. Weber und Dr. O. Groß.
Herzmasse und Arbeit. Von Prof. Dr. J. Grober.
Die Indikationen der Karlsbader Kur bei den Erkrankungen der Leber und der Gallenwege. Von Dr. S. Lang.
Die kardiale Dyspnoe. Von Privatdozent Dr. V. Rubow.
Die Lumbalpunktion. Von Privatdozent Dr. Ed. Allard.
Physiologie und Pathologie des Fettstoffwechsels im Kindesalter. Von Dr. W. Freund.
Die Anämien im Kindesalter. Von Dr. Hermann Flesch.
Die Entstehung der Lebercirrhose nach experimentellen und klinischen Gesichtspunkten. Von Privatdozent Dr. F. Fischler.
Funktion und funktionelle Erkrankungen der Hypophyse. Von Dr. L. Borchardt.
Über die Störungen der Stimme und Sprache. Von Prof. Dr. Hermann Gutzmann.
Über Neurasthenie. Von Privatdozent Dr. Otto Veraguth.
Störungen der Synergie beider Herzkammern. Von Privatdozent Dr. Dimitri Pletnew.
Die biologische Bedeutung der Lipoidstoffe. Von Prof. Dr. Ivar Bang.
Kretinismus und Mongolismus. Von Professor Dr. Wilhelm Scholz.
Über die Anfänge der kindlichen Epilepsie. Von Dr. Walther Birk.
Autorenregister und Sachregister.

Inhalt des IV. Bandes.

IV u. 588 S. gr. 8°. Preis M. 23,—; in Halbleder gebunden M. 25,60.

Störungen der äußeren Atmung. Von Dr. Ludwig Hofbauer. (Mit 8 Abbildungen.)
Die vorzeitige Geschlechtsentwicklung. Von Dr. R. Neurath.
Entwicklung und gegenwärtiger Stand der Anschauungen über heredo-familiäre Nervonkrankheiten. Von Privatdozent Dr. Robert Bing. (Mit 3 Abbildungen.)
Die Tuberkulose der Säuglinge. Von Dr. Otto Aronade. (Mit 5 Abbildungen.)
Über Genickstarre. Von Professor Dr. F. Göppert. (Mit 7 Abbildungen.)
Die Choleraepidemie in St. Petersburg im Winter 1908/1909. Von Prof. Dr. N. Tschistowitsch. (Mit 2 Abbildungen.)
Beriberi oder Kakke. Von Professor Dr. Kinnosuke Miura. (Mit 4 Abbildungen.)
Die praktischen Ergebnisse der Serodiagnostik der Syphilis. Von Oberarzt Dr. Julius Citron. (Mit 3 Abbildungen.)
Die pathologische Anatomie der rachitischen Knochenerkrankung mit besonderer Berücksichtigung der Histologie und Pathogenese. Von Prof. Dr. G. Schmorl. (Mit 6 Taf.)
Die Röntgenuntersuchung des Magens und ihre diagnostischen Ergebnisse. Von Privatdozent Dr. G. Holzknecht und Dr. S. Jonas. (Mit 13 Textabbildungen und 2 Tafeln.)
Über Ursachen und Wirkungen der Fiebertemperatur. Von Privatdoz. Dr. H. Lüdke.
Die diätetische Behandlung der Nierenentzündungen. Von Dr. F. Widal, Professor agrégé à la Faculté de Médecine de Paris, Membre de l'Académie de Médecine, Médecin de l'Hôpital Cochin, und Dr. A. Lemierre, Ancien Interne des Hôpitaux de Paris.
Physiologie des Magen-Darmkanales beim Säugling und älteren Kind. Nachtrag zu der Arbeit von A. Uffenheimer im II. Bande.
Autorenregister und Sachregister.

Inhalt des V. Bandes.

IV u. 555 S. gr. 8°. Preis M. 18,—; in Halbleder gebunden M. 20,50.

Die Mechanik der Herzklappenfehler. Von Privatdozent Dr. Ed. Stadler.
Über Lungenbrand. Von Oberarzt Dr. K. Kißling. (Mit 17 Textabbildungen und 2 Tafeln.)
Die Prognose der angeborenen Syphilis. Von Privatdozent Dr. Karl Hochsinger.
Die chronische Obstipation. Von Dr. Oscar Simon.
Die Biologie der Milch. Von Dr. J. Bauer. (Mit 1 Abbildung.)
Der „habituelle Icterus gravis" und verwandte Krankheiten beim Neugeborenen. Von Privatdozent Dr. W. Knoepfelmacher.
Ergebnisse und Probleme der Leukämieforschung. Von Privatdozent Dr. O. Naegeli.
Die klinischen Erscheinungsformen der motorischen Insuffizienz des Magens. Von A. Mathieu und Dr. J. Ch. Roux. (Mit 2 Abbildungen.)
Die Röteln. Von Dr. B. Schick. (Mit 7 Abb.)
Über infantilen Kernschwund. Von Privatdozent Dr. J. Zappert.
Über die Beziehungen der technischen und gewerblichen Gifte zum Nervensystem. Von Professor Dr. Heinrich Zangger.
Über Nephritis nach dem heutigen Stande der pathologisch-anatomischen Forschung. Von Privatdozent Dr. M. Löhlein.
Allergie. Von Professor Dr. C. Freiherr v. Pirquet. (Mit 30 Abbildungen.)
Autorenregister und Sachregister.

Inhalt des VI. Bandes.

IV u. 674 S. gr. 8°. Preis M. 22,—; in Halbleder gebunden M. 24,60.

Lungendehnung und Lungenemphysem. Von Professor Dr. N. Ph. Tendeloo. (Mit 9 Abb.)
Allgemeine Diagnose der Pankreaserkrankungen. Von Privatdozent Dr. Karl Glaeßner.
Die Frage der angeborenen und der hereditären Rachitis. Von Privatdozent Dr. Emil Wieland.
Warum bleibt das rachitische Knochengewebe unverkalkt? Von Dr. Friedrich Lehnerdt.
Die klinische Bedeutung der Eosinophilie. Von Privatdozent Dr. Carl Stäubli. (Mit 6 Textabbildungen und 1 Tafel.)
Chlorom. Von Dr. Heinrich Lehndorff.
Krankheiten des Jünglingsalters. Von Prof. Dr. F. Lommel.
Über den „Hospitalismus" der Säuglinge. Von Dr. Walther Freund. (Mit 14 Abb.)
Die Sommersterblichkeit der Säuglinge. Von Oberarzt Dr. Hans Rietschel. (Mit 25 Abb.)
Die chronische Gastritis, speziell die zur Achylie führende. Von Prof. Dr. Knud Faber.
Zur Differentialdiagnose pseudoleukämieartiger Krankheitsbilder im Kindesalter. Von Dr. Erich Benjamin.
Der Mongolismus. (Mit 23 Abb.)
Myxödem im Kindesalter. Von Prof. Dr. F. Siegert. (Mit 24 Abb.)
Autorenregister und Sachregister.

Inhalt der Bände VII bis X siehe Rückseite.

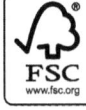

MIX
Papier aus verantwortungsvollen Quellen
Paper from responsible sources
FSC® C105338

If you have any concerns about our products,
you can contact us on
ProductSafety@springernature.com

In case Publisher is established outside the EU,
the EU authorized representative is:
**Springer Nature Customer Service Center GmbH
Europaplatz 3, 69115 Heidelberg, Germany**

Printed by Libri Plureos GmbH
in Hamburg, Germany